공진단 박사의

보약으로 불면증 잡기

한의학 박사
이주연

맑은샘

Content

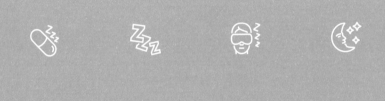

책을 읽기 전에

01
책 제목을 지으면서

　현대인들은 산업화 사회화 정보화 국제화로 인해 폭넓고 다양하고 바쁜 생활을 하고 있다. 그만큼 넓어진 사회관계 속에서 더욱 많은 사람과 치열하게 경쟁하며 산다. 경쟁에서 살아남기 위해 힘든 생활이 이어진다. 저학년 때부터 학원으로 내몰려진 청소년들은 수면부족이 일상화되었다. 밤늦게까지 이어지는 업무로 인해 잠은 나중의 일이 되었다. 삶의 경쟁이 수면장애를 부추긴다.

　잠을 많이 자면 게으른 사람이라 여기는 산업화 시대의 잘못된 의식이 여전히 영향을 미친다. 잠자는 것을 시간의 낭비로 생각하고, 잠잘 시간을 아끼며 일하고 공부하고 노는 생활을 정당화하고 있다.

　인공 빛의 개발로 밤과 낮의 구분 없이 이루어지는 사회활동은 수면장애를 부추긴다. 한밤중에도 밝혀지는 도심 속의 유혹과 혼자서도 한밤까지 즐길 수 있는 것들이 소중한 수면시간을 빼앗고 있다. 야간에 일하는 직업군들이 늘어나면서 자고 싶어도 잘 수 없는 사람들이 늘어나고 있다.

　수면부족이 일상화되어 있는 현대인들은 불면증에 익숙해져 있다. 불면증의 증상이 심하지 않다면 잠에 아무런 문제가 없다고 착각하며 살고 있다. 불면증이 발생하더라도 그 발생 자체를 인식하지 못하는 것이다. 또한 불면증이 다른 질병의 원인으로 작용한다는 사실을 알지 못한다. 수면부족의 영향으로 심각한 질병이 발생하더라도, 그 원인으로 불면증을 배려하지 못한다. 수면의 중요성 자체를 인식하지도 못하고 잘못된 수면생활을 개선할 필요성조차 모르며 살아가고 있다.

한방신경정신과 전공으로 동국대학교 대학원을 다니면서, 신경정신과 질환에 대하여 더욱 체계적으로 공부하는 기회를 가졌다. 특히 불면증의 중요성을 재삼 확인하는 기회를 가졌다.

사람은 일했으면 쉬어야 한다. 쉬기 때문에 일을 할 수 있다. 만약 쉬지 않으면 다시 일하기 어렵다. 쉬면서 몸과 마음을 회복하면 그때부터 다시 일하는 것이 정상적인 흐름이다. 쉬는 시간은 절대로 낭비가 아니며 아까운 것이 아니다. 계속 일을 하기 위한 필수적인 투자다. 가장 잘 쉬는 것은 충분한 잠을 자는 것이다. 충분히 잠자지 못하는 상태에서 일을 계속한다면, 몸이 회복되지 않은 상태에서 다시 소모적인 일을 하는 것이므로, 점점 약해지고 결국에는 정상적인 생명활동을 지속할 수가 없게 된다. 잠자는 시간에 이루어지는 생명활동은, 부족하거나 없어서는 안 될 소중한 생명활동이기 때문이다. 잠은 아무것도 하지 않는 정지의 시간이 아니라, 밤에 해야 할 아주 다양한 일들을 수행하는 중요한 생명활동이다. 다만 낮의 활동과 내용만 다를 뿐이다.

따라서 불면증은 면역력을 떨어뜨리고 모든 자율신경계의 불균형을 유발하고 오장육부의 생명현상에 장애를 일으키면서, 자연치유력에 아주 심한 손상을 준다. 따라서 질병을 치료할 때 불면증도 함께 앓고 있다면, 불면증을 먼저 치료해주거나 최소한 함께라도 치료해주어야 전체적인 치료효과가 높아진다. 신경정신과 공부를 하면 할수록 건강한 수면의 중요성을 새삼 깨닫게 되고, 치료에 적극적으로 이용하게 된다. 한의원에서 열심히 환자분을 치료하다 보면, 문득 '이 정도면 많이 좋아져야 하는데, 왜 좋아지지 않을까?'라고 생각할 때가 있다. 특히 침치료를 할 때는 더욱 그런 생각을 자주 하게 된다. 침치료는 치료와 동시에 효과를 확인해볼 수 있다는 특성이 있다. 일반적으로 침치료는 그 자리에서 바로 효과가 나타나는 경우가 많고, 늦게 나타나더라도 몇 번의 치료 이후에는 효과가 나타난다. 좋아지는 현상이 나타날 때가 되었는데도, 좋아지는 현상이 나타나지 않아 답답해질 때가 간혹 있다. 이때에 그 이유를 탐구하다 보면, 대부분 수면에 문제가 있음을 발견한다. 다시 말해서 나아야 할 시간이 지났는데도 잘 낫지 않는 환자들이 있을 때마다 자세히 여쭤보면, 거의 다 불면증이 문제였다. 불면증으로 인해 면역력과 치유력이 심하게 약해져, 병이 잘 낫지 않는 것이다.

이런 분들을 치료할 때는, 수면장애를 개선해주는 것이 우선되어야할 필수적인 요건이다. 실제로 수면을 개선해주는 한약을 복용하면서 침치료를 진행하면 치료효과가 더욱 좋아져, 치료 속도가 매우 빨라진다. 이러한 경험들이 쌓이면서, '질병치료에 있어서 최악의 방해요인은 불면증'이라는 사실을 분명하게 알게 되었다.

이러한 현상은 나쁜 수면환경에 의해서 더욱 심해진다. 특히 야간에 잠을 못 자고 일을 하거나, 야간근무와 주간근무를 교대하면서 일을 하거나, 주야의 교대 자체를 불규칙하게 하면 더욱더 심해진다. 야간에 일하는 것 자체도 매우 나쁘지만, 주야를 바꾸면 더욱 나빠지고, 바꾸는 것 자체가 불규칙하게 이루어지면 최악의 상황이 된다. 가능한 야간에는 잠을 자야 한다. 일하지 않아야 한다. 하지만 야간에 일할 수밖에 없는 상황이라면, 수면의 질을 개선시켜주는 보약을 복용하는 것이 좋다. 환경을 바꿀 수 없다면 질이라도 높여 그 피해를 줄여주는 것이 중요하기 때문이다.

　불면증을 잘 치료하기 위해서는 잠도 하나의 중요한 생명활동이라는 사실을 이해해야 한다. 잠은 생명활동이다. 생명활동은 에너지와 영양이 필요하다. 에너지와 영양이 부족해서 수면시간에 이루어지는 생명활동에 지장이 온다면, 제대로 된 잠을 잘 수 없게 된다. 생명활동이 이루어지지 않는 잠은, 저녁에 눈만 감았다가 아침이 되어 눈을 뜬 것과 같다. 눈만 감았다가 눈만 다시 뜨는 것이라면, 당연히 잠을 잤다고 할 수 없다. 잠자는 시간에 이루어져야 할 생명활동에 장애가 일어나면, 에너지가 충전되지 못하고, 세포가 재생되지 못하고, 면역력이 저하되고, 스트레스가 가중되고, 치유능력이 저하되고, 질병이 발생한다. 이때에는 최대한 빨리 에너지와 영양을 보충해주어 생명활동을 촉진해야 한다. 에너지와 영양의 대사를 도와주는 것은 보약이다. 이때에는 보약이 불면증을 치료해주는 약이 된다.

선천적으로 약하게 타고난 부분을 강화시켜주는 것을 중심으로 질병을 치료하는 것이 생일체질이다. 생일체질은 약한 부분을 강화시켜주는 것이 핵심이므로 주로 보약을 이용하여 치료한다. 생일체질을 만들고 임상에 활용해 오면서 보약에 대한 연구와 치료경험이 축적되었다. 양질의 수면을 충분히 취해야 병이 잘 낫는다는 사실을 인지한 후부터, 처방할 때 수면을 개선해주는 한약을 먼저 배려하였다. 결국 보약과 수면개선약이 만나게 되었다. 잠을 잘 자도록 해주는 보약 처방을 자주 하다 보니, 보약으로 불면증을 치료하는 경험이 특히 많이 쌓였다. 이러한 경험을 바탕으로 더욱 많은 환자분에게 도움을 드리기 위해 '공진단 박사의 보약으로 불면증 잡기'라는 제목의 책을 출판하게 되었다.

물론 수면장애의 원인은 부족한 에너지와 영양의 문제만 있는 것은 아니다. 몸에 병이 있어도 못 자고 마음에 병이 있어도 못잔다. 치료도 보약만 필요한 것이 아니라 몸의 병을 치료해주는 한약과 마음의 병을 치료해주는 한약도 필요하다.

책을 읽으면서 자신의 수면 상태가 불면증에 해당하는지를 먼저 판단해보고, 불면증에 해당하면, '보약으로 불면증 잡기'를 적극적으로 이용하시길 바란다. 질병을 치료하고 건강을 회복하고 유지하기 위한 첫걸음은 잠을 충분히 푹 자는 것이다. 혹 불면증이 있다면 되도록 빨리 불면증을 치료해주어야 한다.

공진단 박사 논문의 간략한 내용 소개

책 제목에 공진단 박사라고 적혀있어서 궁금하신 분들이 있으리라 생각되어 그 이유를 적는다. 필자가 공진단 연구로 박사학위를 받았기 때문이다.

이 책은 불면증 치료에 관해 설명한다. 그중에서도 보약으로 불면증을 치료한다는 내용이다. 생일체질의 주요 치료방법이 보약이기도 하지만, 박사과정 연구도 보약과 관련이 있다. 현재 시중에서 최고의 보약으로 꼽는 것이 공진단이다. 필자는 공진단, 우울증, 스트레스를 주제로 박사과정 연구를 하였고 박사학위를 받았다. 논문의 제목은 '급성 또는 만성 스트레스 유발에 의한 공진단의 항스트레스 및 항우울 효과 연구'다.

연구 내용을 간략하게 설명한다. 공진단은 두 가지를 대상으로 연구하였다. 사향공진단과 목향공진단이다. 체력을 상승시키는 효과는 둘 모두에서 입증되었고, 신경세포의 재생효과와 지적능력의 상승효과는 사향공진단에서만 입증되었다. 따라서 단순히 체력을 보강하고자 하면 아무 공진단이나 복용해도 무방하지만, 만약 학습능력을 상승시키고 싶거나, 정신노동에 종사하거나, 정신적 스트레스를 이겨내고 싶거나, 신경세포의 손상이 있는 경우에는 사향공진단을 복용하는 것이 좋다.

공진단은 보약이며, 스트레스와 우울증을 이겨내는 힘을 길러준다. 따라서 불면증 치료에 공진단을 이용할 수 있다. 에너지나 영양이 부족해서 불면증이 발생한 경우에는 목향공진단과 사향공진단 모두를 이용할 수 있다. 다만 정신적인 스트레스와 우울증을 포함하여 마음병이 동반된 불면증에는 목향공진단의 복용이 적절하지 못하다. 치료 효과가 미약할 수 있다. 이때에는 사향공진단을 복용하는 것이 원칙이다.

잠을 자는 것이 제일 좋은 투자다

건강한 삶에 관심이 많은 분이 명심할 것이 있다. '질병은 수면장애에서 시작한다.'는 사실과 '잠을 자는 것이 제일 좋은 투자다.'라는 사실이다.

한 때, 잠을 자는 것은 시간 낭비라고 생각하던 시절이 있었다. 위인들은 적은 잠의 덕분으로 큰일을 할 수 있었다고 생각했다. 지금도 그 영향은 여전히 남아 있다. 그 영향으로 '4시간 수면법'을 비롯해, '잠을 적게 자고도 활력 있게 일을 하는 비법'을 강조하는 사람들이 여전히 존재한다.

하지만 크나큰 오해다. 일을 잘하려면, 지친 몸과 마음을 충분한 수면으로 온전하게 회복시켜야 한다. 충분히 잔 사람만이 활기차게 하루를 보낼 수 있다. 충분히 잔 사람만이 제대로 일을 할 수 있다.

많은 사람과 이야기를 나누다 보면 대부분 잠에 대하여 아무런 관심이 없다. 그냥 자고 그냥 일어나고, 그냥 피곤함을 견디며 하루하루를 보낸다. 잠에 대한 지식은 더욱더 없다.

잠이 중요한 것인지, 어떻게 자는 것이 좋은지, 잠을 충분히 못 자면 얼마나 몸에 나쁜지, 어떤 문제가 있으면 수면장애라고 하는지, 수면장애가 얼마나 많은 질병의 원인이 되는지, 수면장애와 면역력이 얼마나 밀접한 관계를 맺고 있는지, 암, 비만, 고지혈, 고혈압, 당뇨병과 얼마나 깊은 관계를 맺고 있는지. 아무런 관심도 없고 아무런 지식도 없다.

건강을 유지하고, 질병을 예방하고, 치료하는 데 가장 중요한 것이 수면이다. 만성병 또는 대사장애질환 대부분은 수면장애에서 발생하기 시작한다. 수면장애 때문에 더욱 심해지고, 수면장애 때문에 낫기 어려워지고, 치료기간이 길어진다.

따라서 삶에 있어서 가장 좋은 투자는 잠이다. 잠자는 시간을 아까워해서는 안 된다. 잠에 관심을 가지고 먼저 배려해야 한다. 매일 수면 상태를 살피고, 잠에 문제가 생기면 바로 개선하고, 개선의 노력을 했는데도 문제가 계속된다면, 전문적인 불면증 치료를 받아야 한다.

그렇게 하려면, 먼저 정상적인 잠에 대하여 알아야 한다. 잘못된 잠에 대하여 알아야 한다. 잠이 잘못되면 어떤 질병에 걸리는지를 알아야 한다. 충분한 잠이 질병 치료에 얼마나 중요한지를 알아야 한다.

모든 국민이 잠에 깊은 관심을 기울였으면 좋겠다. 그래서 건강을 지키고 질병을 치료하는 데 많은 도움이 되었으면 한다.

불면증 치료의 핵심은 보약이다

이 책은 보약으로 불면증을 고치는 이야기다. 불면증 치료의 핵심은 보약이다. 불면증을 고치는 주요 수단으로 보약을 이용한다는 것이다.

많은 분이 제목을 볼 때부터 이상하게 생각하실 것이다. 보통 보약이라고 하면 단순하게 '몸을 보하는 약'이라고 생각하실 것이기 때문이다. 그런데 어째서 보약이 불면증을 치료한다고 할까? 내가 아는 보약이 맞는가? 여기서 말하는 보약은 무엇인가? 무슨 보약이길래, 양약도 고치지 못하는 불면증을 고칠까? 아주 궁금증이 많으리라 생각한다. 우리가 잘 알고 있는 보약이 맞다. 다만 생일체질을 배려하여 더욱 정밀하게 부족한 곳을 찾아내고, 정확하게 딱 맞는 보약을 처방해주는 것이 '불면증 잡아주는 보약'의 특징이다.

보약이 불면증을 잡을 수 있는 이유는 몸이 약해져도 잠을 자지 못하기 때문이다. 잠을 자려면 잠의 활동이 일어나야 한다. 잠의 활동이 일어나려면 에너지와 영양과 대사촉진물질 등이 필요하다. 만약 몸이 약해지면 에너지와 영양과 대사촉진물질이 부족해진다. 에너지와 영양과 대사촉진물질 등이 부족해지면 잠의 활동이 제대로 일어날 수 없다. 따라서 약함이 불면증의 원인으로 작용한다. 그 약함을 보충해줘야 잠을 잘 수 있다. 에너지와 영양과 대사촉진물질 등을 보충해주는 보약이 불면증을 치료해줄 수 있다.

선배 한의사분에게 '보약으로 불면증 잡기'라는 책을 쓰는 중이라고 하였더니, 바로 '맞다.'고 하셨다. 보약을 복용하면 정말 잠을 잘 잔다고 하셨다. 한의학에서는 상식에 가깝다. 보약이 불면증을 잡아주는 효과는 아주 우수하다.

05
불면증 치료는 한의원에서

▍한의원의 불면증 전문치료는 2천 년이 넘었다

약 2천 년 이상 전부터, 한의학은 수면의 중요성에 대하여 알고 있었고, 불면증에 대하여 전문적으로 진찰하고 치료해왔다. 따라서 그 치료 경험이 수없이 많이 다양하게 축적되어 있다.

▍한의원은 약해진 것을 잘 회복시킨다

한의원은 부족해진 생명활동을 잘 보충해준다. 수면활동도 생명활동이다. 부족한 수면활동을 잘 보충해준다.

▍한의원은 가장 먼저 기초대사를 안정시킨다

한의학은 오장육부의 승강출입활동을 생명의 중심으로 삼는다. 승강출입활동이 생명의 기초 활동이 된다. 건강을 유지하기 위해서 가장 먼저 승강출입활동의 안정을 배려한다. 승강출입활동의 핵심은 호흡, 소화, 배설, 수면이다. 특히 질병을 치료하거나 건강을 유지시키기 위해 노력할 때에는 수면을 중시한다. 건강한 수면활동이 질병의 치유력과 건강의 유지력을 높이는 데 가장 중요한 요소이기 때문이다. 수면을 중시하는 한의학은 건강한 수면활동에 대한 이해가 깊다. 수면의 문제를 치료하는 기술이 발달하였다. 수면에 대한 이해가 깊고 수면의 문제를 치료하는 기술이 발달하였으므로 한의원에서는 불면증의 치료를 잘한다.

▎한의원은 감정(마음)을 중시한다

한의학에서 가장 중요한 병의 원인은 '칠정상'이다. 칠정상은 심리적 스트레스가 건강에 문제를 일으키는 것이다. 또한 감정이 상처를 받는 것이다. 병의 원인으로 칠정상을 중요하게 생각하였으므로 칠정상 치료를 잘한다.

잠을 자려면 머리의 생각이 정리되고, 마음이 편해야 한다. 머리를 복잡하게 만들고 마음을 불편하게 만드는 심리적 스트레스나 상처받은 감정은 잠을 방해한다. 한의학은 심리적 스트레스나 상처받은 감정을 잘 치료하므로, 불면증을 잘 치료할 수 있다.

▎한의원은 신경성 독소의 해독치료를 잘 한다

한의학에는 '십병구담'이라는 말이 있다. 십병구담은 '열 가지 병중에 아홉 가지가 담음으로 인한 질병'이라는 의미다. 이 담음이 원인이 되어 발생하는 질병이 모든 질병의 90%를 차지한다고 보는 것이다. 담음으로 인해 발생하는 질병이 많다고 생각하므로 담음을 진단하고 치료하는 기술도 자연히 발달하였다. 담음은 신경작용과 관련되는 독소(노폐물)다. 따라서 한의학은 신경작용과 관련되는 질병을 잘 치료한다. 불면증은 신경작용의 문제로 인해 잘 발생한다. 한의원은 신경성으로 인한 불면증의 치료를 잘한다.

필자가 신경정신과 질환과 관련된 책을 쓰는 것에 대하여, 주변에서 많은 반대를 했다. 한방신경정신과를 전문으로 진료해본 동료는 "신경정신과를 표방하면 치료할 마음도 없으면서 한의원을 방문하는 가짜 환자(꾀병)분들에게 너무 시달린다."고 말하며 반대를 했다.

조심스럽게 당부드리고 싶다. 한의원은 치료의 공간이다. 특히 한약과 침을 이용한 치료의 공간이다. 한약과 침을 이용하는 치료에 관심이 없다면 한의원에 오실 이유가 없다. 병을 치료하고 싶으신 분들만 생일체질한의원에 방문하시길 당부드린다.

치료 이외의 용무로 한의원을 방문하시지 않으시기를 부탁한다. 특히 꾀병 환자분들은 적극 사절이다. 꾀병 환자분들은 치료에 관심이 전혀 없다. 한의원에 치료를 받으러 오지 않는 경우가 대부분이다. 단지 주변에 자신이 진짜로 아프다는 것을 알리고자 한의사를 이용하려는 분들이다. 아프다는 것을 무기로 주변 분들에게 무언가를 요구하시려는 분들이다. 치료의 의지가 없으신 분들에게 필자가 헤드릴 것이 없다. 도움말을 드리자면, 메이저 종합병원으로 가시길 바란다. 더 권위 있는 곳에서 확인 받으시고, 그것을 근거로 주변에 요구하시길 바란다.

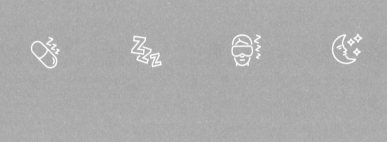

불면증 이해하기

Chapter 2

01
사람을 먼저 이해해야 한다

사람을 전체적으로 이해해야 불면증의 큰 흐름을 파악할 수 있다. 큰 흐름 속에서 포괄적이고 통합적인 불면증 치료와 불면증 관리를 해야 한다. 한의학은 개별 문제가 나타나더라도, 개별 문제만을 해결하는 것보다 전체적인 틀 속에서 문제를 해결하려고 노력한다. 전체적으로 건강을 회복하면 개별 증상들은 대부분 저절로 치료된다.

▌사람은 가치를 실현하며 사는 생명이다

사람을 크게 몸통과 팔다리와 머리로 나누어 살펴볼 수 있다. 몸통은 인체의 근본이며 홀로 움직이지 못한다. 몸통이 팔다리와 만나 움직임을 만든다. 몸통과 팔다리의 움직임은 머리에서 통합된다. 머리에서는 영혼(생각)이 발생한다. 몸통과 팔다리와 머리가 모두 함께 협력하고 통합되어 생명활동을 만들어낸다.

몸통은 생명의 바탕을 만드는 활동을 한다. 생명을 유지하는 활동이다. 오장육부가 담당한다. 숨 쉬고, 소화하고, 흡수하고, 배설하고, 잠자는 가장 기본적인 생명활동이다. 움직임과 영혼활동의 바탕이 된다.

팔다리는 마음을 만나 움직임을 만드는 활동을 한다. 생명유지의 원료인 먹잇감을 획득하기 위한 활동이다. 생명활동의 재료를 얻도록 해준다. 유지활동과 함께 영혼활동의 바탕이 된다.

머리는 영혼활동을 한다. 삶의 가치를 부여 한다. 지속해서 살아가는 힘을 준다. 유지활동과 마음활동과 움직임활동이 협력하여 함께 가치활동을 만든다.

사람이 사람답게 살기 위해서는, 위의 활동들이 모두 중단되지 않고 지속되어야 한다. 쉬고 정리되고 수리되어야 지속될 수 있다. 몸통(오장육부)의 생명유지활동도 지속되려면 쉬어야 하고 수리받아야 한다. 팔다리의 움직임활동도 지속되려면 쉬어야 하고 수리받아야 한다. 마음의 동력활동도 지속되려면 쉬어야 하고 정리되어야 한다. 영혼(삶의 가치)활동도 지속되려면 쉬어야 하고 정리되어야 한다. 쉬게 해주고 정리해주고 수리해주는 것이 수면활동이다. 수면활동 덕분에 모든 활동이 지속될 수 있고 건강하게 살 수 있다. 따라서 수면활동은 건강관리와 치료의 첫걸음이 된다.

▌생명활동의 구성

생명활동은 주로 몸의 활동과 마음의 활동으로 이루어진다. 몸은 음식을 먹고 살고, 몸의 활동은 공기와 음식의 출입과정이다. 생명유지활동과 반응활동으로 이루어진다. 마음은 욕망을 먹고 살고, 마음의 활동은 욕망의 출입과정이다. 동력활동과 영혼활동으로 이루어진다.

동력활동(마음)과 반응활동(몸)이 만나 움직임을 만든다. 운동과 휴식의 과정이다. 몸의 활동과 마음의 활동이 만나 영혼의 활동을 만든다. 영혼은 가치를 먹고 살고, 영혼활동은 가치의 출입과정이고 인생을 만들어낸다.

영혼활동은 감정과 이성의 조화로움이다. 모든 것이 통합된 나의 활동이다. 몸과 마음의 활동이 만나서 통합된 내가 활동하는 것이다. 자신의 전체적인 조화를 추구하는 삶의 활동이다. 또한 '내가 무엇을 할 것인가?' '내가 어떻게 살 것인가?'에 대해 대답하고, 그 대답을 실천하는 활동이다. 나의 생명을 지속할 것인지, 포기할 것인지를 결정하기도 한다.

정리해보면 사람은 마음이 몸을 움직여 살아가는 존재라고 할 수 있다. 생명활동이 건강하게 이루어지려면 몸의 활동이 잘 이루어지고, 마음의 활동이 잘 이루어지고, 둘이 조화를 잘 이루어야 한다. 특히 몸의 유지활동과 마음의 동력활동이 중심이 된다. 둘이 협동하여 전체적인 생명활동을 만들어낸다. 몸의 유지활동은 음식과 공기가 재료가 되며 오장육부의 활동으로 이루어진다. 마음의 동력활동은 욕망이 재료가 되며 감정과 이성의 활동으로 이루어진다.

▌몸의 유지활동

생명유지활동은 크게 호흡하고, 먹고, 배설하고, 잠자는 것으로 나눌 수 있다. 수면은 이 네 가지 기본활동 중의 한 부분을 차지한다. 더구나 낮과 밤의 활동 중에서, 낮에는 호흡하고 먹고 배설하는 여러 가지 활동이 일어나지만, 밤에는 수면활동 한 가지만 이루어진다.

낮에는 몸을 움직이고, 밤에는 지친 몸을 회복시킨다. 밤의 회복 과정이 있으므로, 낮의 활동을 계속할 수 있다. 따라서 몸을 회복시켜야 하는 수면활동은 눈을 감고 누워 있다가 얼마간의 시간이 지나서 일어나는 것이 아니라, 몸을 회복시켜 주기 위한 많은 활동이 이루어져야한다.

생명유지활동의 일부인 수면은 독립적인 기능이 될 수 없으며, 전체와 긴밀하게 연결되어 활동한다. 다른 기능에 이상이 오면 수면의 기능에도 이상이 오고, 수면의 기능에 이상이 오면 다른 기능에도 이상이 발생한다. 함께 서로 연결되어 동시에 기능하는 것이다. 다시 말해서 몸의 전반적인 건강상태와 수면은 아주 밀접한 관계를 맺고 있다.

생명유지 활동에는 외부환경의 변화에 탄력적으로 적응하는 기능도 포함되어 있다. 항상성이다. 항상성은 항상 일정하게 유지되는 것이 아니라, 외부 변화에 대응하여 변화하면서 일정함을 유지하는 것이다. 항상성의 유지는 외부환경과 교류하는 움직임활동과 전체적인 조화를 만들어주는 영혼활동의 도움을 받아야 이루어질 수 있다. 항상성의 기능만 잘 이루어져도 사람은 건강을 유지할 수 있다. 따라서 약해지고 무뎌진 항상성을 회복시켜주는 것이 한의학 치료의 핵심이 된다.

생명유지의 활동은 몸통의 활동, 심장의 활동, 오장육부의 활동, 뇌의 조절영역의 활동, 자율신경의 활동, 감정의 활동, 혈관과 혈액의 활동과 연결된다. 각각의 용어들은 생명유지활동을 대변하는 표현으로 사용될 수 있으며, 서로 대체하여 사용하기도 한다. 예를 들어 심장이라고 할 때, 그 의미가 때로 심장일 수도 있고, 오장육부일 수도 있고, 뇌의 조절영역일 수도 있고, 자율신경계일 수도 있고, 감정일 수도 있고, 혈관계일 수도 있고, 혈액일 수도 있다.

1. 생명유지활동의 중심은 혈액의 항상성이다

생명유지활동의 중심축은 혈액의 양과 질과 분포의 항상성 유지다. 생명의 주체인 각각의 세포에 건강한 혈액을 쉼 없이 공급해야 한다.

2. 생명유지활동의 주체는 오장육부다

혈액의 질과 양과 분포의 항상성을 유지해주는 기관들의 모임이 오장육부다.

심장은 혈액이 흐르도록 해주는 장치다. 혈액의 양과 성분비율이 모든 곳에서 일정해지도록 해준다. 폐는 혈액의 산소 농도를 조절하는 장치다. 비장은 혈액의 혈구 농도를 조절하는 장치다. 간은 혈액의 영양분 농도를 조절하는 장치다. 신장은 혈액의 노폐물 농도를 조절하는 장치다. 위는 기계적 운동으로 음식물을 잘게 부수는 장치다. 담은 화학적 작용으로 음식을 잘게 부수는 장치다. 소장은 영양이 흡수되도록 해주는 장치다. 대장은 고체 배설물을 내보내 주는 장치다. 방광은 액체 배설물을 내보내 주는 장치다. 이 장치들이 서로 협력하여 혈액이 정상적인 상태를 유지한다. 영양이 새로 들어오고 노폐물이 나가고, 필요한 성분들이 일정하게 유지되는 것이다.

오장육부가 건강하면 혈액이 고르게 분포하고 정상상태가 된다. 고르게 분포하면 자율신경계와 감정이 함께 안정된다. 마음도 편해진다. 오장육부에 문제가 발생하면 혈액의 양이 부족해지거나 질에 문제가 발생하고 고르게 분포되지 못한다. 고르게 분포하지 못하면 자율신경계와 감정이 흥분한다. 마음도 불안해진다.

혈액이 잘 흐르고, 고르게 분포하는가를 알아보는 방법이 있다. 피부와 모발 손발톱을 살피는 것이다. 이곳에 문제가 없다면 혈액이 잘 흐르는 것이다. 혈액이 잘 흐르면 얼굴에서 빛이 나고 피부에서 윤기가 난다.

한편, 피부는 제2의 소장과 대장이다. 출입 대사의 중심인 소장과 대장에 문제가 생기면 피부병이 발생한다.

3. 생명유지활동의 조화시스템인 자율신경계

자율신경계는 뇌의 지시를 따르지 않고 스스로 조절되는 신경이다. 중추신경계와 대칭되는 개념이다. 자율신경계는 교감신경계와 부교감신경계로 구성된다. 두 신경계가 협조하여 오장육부를 조화시키고 외부의 환경변화에 적응시킨다. 예를 들어 더우면 체열을 빨리 발산시키고, 추우면 체열의 발산을 억제한다. 자율신경계는 심장, 오장육부, 뇌의 조절영역, 감정, 혈관, 혈액과 관련이 깊다.

4. 생명유지활동의 대표인 심장

오장육부는 혈액으로 통일된다. 오장육부는 혈액의 양과 질과 분포의 항상성을 유지해주는 기관들이기 때문이다.

오장육부의 중심은 심장이다. 심장이 혈액을 세포까지 퍼지게 해주기 때문이다. 생명활동의 주체는 세포들이다. 세포들이 느끼는 혈액의 상태가 중요하다. 심장에 문제가 생기면 혈액이 세포로 공급되지 못한다. 혈액이 부족해도 세포로 공급되지 못한다. 혈액을 받는 세포의 입장에서는 심장의 문제와 혈액의 문제가 같은 의미를 지닌다. 따라서 심장은 혈액을 대표하고 오장육부의 대표자가 된다. 예를 들어 심장이 건강하다는 것은 혈액이 건강하다는 것이고, 오장육부의 기능이 잘 유지됨을 의미한다.

5. 심장이 지니는 여러 가지 의미

심장은 한의학의 중심이다. 심장의 의미를 제대로 이해하는 것이 제일 중요하다. 상황에 따라 심장 자체를 의미하기도 하고, 감정을 상징하기도 하고, 자율신경계를 상징하기도 하고, 심혈관계를 상징하기도 하고, 오장육부를 상징하기도 하고, 뇌의 조절영역을 상징하기도 한다.

심장에 문제가 발생한다면, 위와 같은 여러 가지 의미를 모두 배려한다. 그래야 제대로 진단을 할 수 있고, 제대로 치료할 수 있다.

첫째. 심장은 심장이다.

말 그대로 '하트'인 해부학적 심장을 의미한다. 혈액을 전신으로 보내주는 기능을 한다.

둘째. 심장은 마음(감정)을 상징한다.

사람의 마음은 감정과 이성이 통합되어 만들어진다. 감정은 내가 좌우할 수 없는 영역의 마음이다. 나도 알 수 없고, 할 수 없는 마음이다. 이성은 내가 좌우할 수 있는 영역의 마음이다. 내가 알 수 있고, 할 수 있는 마음이다. 예를 들어 누군가를 싫어하지 않으려고 노력하는 것은 이성이다. 하지만 싫어하지 않으려고 노력해도 자꾸 싫어하는 마음이 생기는 것은 감정이다.

심장을 중심으로 오장육부는 내가 좌우할 수 없는 영역이다. 나의 의지와 상관없이 스스로 활동한다. 내가 '심장아, 멈춰!'라고 해도 심장은 멈추지 않는다. 내가 '소화되라!'고 해도 소화되지 않는다. 심장, 오장육부, 자율신경계, 뇌의 조절영역은 모두 내가 좌우할 수 없는 영역으로 통일되고 감정과 연결된다. 내가 좌우할 수 없는 영역에서 가장 빠르게 감정상태를 반영하고 겉으로 드러내는 것이 심장이다.

감정은 마음의 중심이다. 따라서 마음의 상태는 심장을 통해 외부로 나타난다. 중요한 사실이다. 숨겨진 마음의 변화가 가장 먼저 심장의 변화로써 드러나는 것이다. 마음이 불안하면 심장도 불안정해진다. 따라서 심장에 불안정한 증상이 나타나면 그 이면에 숨어 있는 마음(감정)의 문제를 알아차려야 한다.

심장이 불안정해지면 심계증상이 나타나고, 심해지면 정충증상이 나타나고, 더 심해지면 동계증상이 나타나고, 더 심해지면 천식으로 발전한다. 심계는 두근거리면서 불안한 증상이고, 정충은 두근거리면서 잘 놀라고 무서운 증상이고, 동계는 두근거림이 겉으로 나타나면서 가슴 위와 아랫배로 퍼지는 증상이고, 천식은 두근거리면서 숨쉬기가 어려운 증상이다. 기본적으로 심장의 문제는 두근거리는 것부터 시작한다. 따라서 치료할 때도 박동수의 안정을 먼저 도모 한다.

심장병에는 마음병이 들어 있다. 따라서 심장병을 치료하려면 마음을 다스려야 하고, 마음의 중심인 감정부터 다스려야 한다. 감정이 다스려지고 마음이 건강하면 심장도 건강해진다. 반대로 심장이 병들면 마음도 병든다. 마음병을 치료하려면 심장부터 치료해야 한다. 감정이 안정되면 심장도 안정되고, 감정이 안정되지 않으면 심장도 흥분된다. 따라서 심장의 상태를 기준으로 감정의 상태를 알 수 있다. 감정이 중심이 되는 마음상태도 알 수 있다.

셋째. 심장은 자율신경계를 상징한다.

자율신경계는 내가 좌우할 수 없는 오장육부를 지배하는 신경계다. 오장육부의 균형을 도모하면서 외부환경에 적응하도록 해주는 장치다. 따라서 오장육부의 전체적인 상태를 반영한다. 특히 오장육부의 중심이 되는 심장의 상태를 직접적으로 반영한다. 자율신경계의 활동이 원활하면 심장의 활동도 원활하다. 자율신경계의 활동이 원활하지 않으면 심장의 활동도 원활하지 않다. 심장이 두근거리고 흥분하는 문제가 발생한다.

한편 자율신경계는 교감신경과 부교감신경으로 구성된다. 교감신경의 기능이 우위에 있으면 심장이 흥분하고, 부교감신경이 우위에 있으면 심장이 안정된다. 심장의 상태가 자율신경계의 변화를 반영한다.

넷째. 심장은 혈관 혈액을 상징한다.

심장이 혈관과 연결되고, 박동하면서 혈액을 전신으로 보내준다. 사람의 실질적인 주인공은 세포다. 세포의 입장에서 혈액을 공급받으려면, 혈액과 혈관과 심장의 박동이 필요하다. 세포 입장에서 혈액과 혈관과 심장은 같은 의미를 지니게 된다. 혈액이 심장과 혈관과 함께 작용하므로, 셋을 합쳐 심혈관계라고 말한다.

▌마음의 동력활동

불면증과 관련되는 마음의 문제들에 대한 전체적인 이해를 돕기 위해, 마음 활동을 간단히 설명한다. 쉬운 이해를 돕기 위해 필자가 임의로 기존의 전문용어들과 내용을 각색하였음을 알린다. 심리학과 정신분석학의 용어와 설명과 다를 수 있음을 알린다. 특히 마음 활동의 추동 에너지를 욕구 본능 욕망 욕동 충동 요구 등으로 구분하는 것이 맞겠지만, 쉬운 이해를 돕기 위해 간단히 욕망으로 통일하여 표현한다. 이 책에서는 욕망이 모든 마음 활동의 동력을 의미한다. 욕망의 여러 용어들도 임의로 각색하였다.

또한, 이후 마음 병과 신경정신과 질환에 대한 설명을 함에서도, 이해를 돕기 위해서 용어와 내용을 각색하였다. 심리학과 정신분석학의 지식이 충분하신 독자분들의 너그러운 양해를 바란다.

1. 마음 활동의 간단한 설명

이해를 돕기 위하여 먼저 몸(육체)의 활동을 살펴보자. 음식이 들어왔다가 나가면서 몸의 활동이 일어난다. 음식과 공기를 먹고 소화하고 흡수하고 순환하고 사용하고 찌꺼기를 배출하는 과정으로 구성된다.

마음(정신)의 활동을 살펴보자. 몸의 활동과 유사하다. 음식 대신 욕망이 나타났다가 사라지면서 마음의 활동이 일어난다. 감정이 욕망을 먹고 이성이 감정을 소화하는 과정이다. 감정의 바탕이 되는 욕망이 올라오고, 이성이 환경에 맞게 욕망을 다듬고, 다듬어진 욕망이 성취됨을 통하여 마무리되고 해소된다.

사람의 마음은 감정과 이성으로 구성된다. 감정은 욕망을 성취하려는 마음이다. 욕망을 드러내는 마음의 활동이다. 욕망 그대로를 충족시키려고 노력한다. 이성은 환경에 맞게 감정을 조절하는 마음이다. 욕망을 다듬는 마음의 활동이다. 욕망을 현실에 맞게 다듬어 성취가 가능하도록 만든다. 건강한 마음은 감정과 이성이 조화를 이루는 마음이고, 건강하지 못한 마음은 조화를 이루지 못하는 마음이다. 충돌하고 갈등하는 마음이다.

몸은 삶이 만들어지는 바탕이다. 몸 혼자 스스로 움직일 수는 없다. 마음이 목표와 목적과 가치를 제공할 때 비로소 움직인다. 마음이 몸을 움직이는 것이다. 마음을 움직이는 것은 욕망이므로 결국 욕망이 마음과 몸을 움직이고 삶을 살아가도록 이끈다.

욕망이 일어나고 성취되는 과정을 통해 삶이 만들어진다. 욕망이 일어나는 것은 욕망을 먹는 것과 같다. 만약 욕망을 먹지 않는다면 삶의 의욕이 없어지고, 우울해지고, 움직임이 줄어들고, 게을러지고, 심해지면 자살충동에 빠져 삶이 지속하지 못할 수 있다.

필자는 가능하면 욕망을 존중하려고 노력한다. 치료에 임할 때도 가능한 욕망을 억압하지 않는 치료를 한다. 건강은 목적이 아니라 수단이다. 건강하기 위해 사는 것은 아니다. 삶의 목표를 이루기 위해, 건전한 욕망을 성취하기 위해 건강이 필요하다고 생각하기 때문이다.

2. 마음과 몸을 움직이는 욕망

사람은 공기, 음식, 욕망을 먹고 사는 존재다. 공기와 음식은 몸을 움직이고 욕망은 마음을 움직인다. 공기와 음식은 생명을 유지하고 움직일 수 있는 에너지를 공급한다. 욕망은 성취동기를 제공한다. 공기와 음식을 먹도록 명령하고, 공기와 음식에서 만들어진 에너지를 이용하여 움직임을 만든다. 만약 욕망이 없다면 생명을 유지하려는 노력도 없어지고 삶의 활력도 없어진다. 사람은 욕망을 먹고 사는 존재다.

3. 욕망의 종류

욕망은 크게 두 가지로 구분된다. 생리적 욕망과 병리적 욕망이다. 생리적 욕망은 다시 생존욕망과 휴식욕망으로 구분된다. 병리적 욕망은 다시 범죄욕망과 거짓욕망으로 구분된다.

생리적 욕망

생명은 생존활동과 휴식활동으로 구성된다. 일정 시간을 활동했으면 일정 시간을 쉬어야 한다. 쉬지 않으면 다시 활동할 수 없다. 쉼이 있어 활동을 이어갈 수 있다. 활동하기 위한 욕망은 생존욕망이고 활동력을 충전하기 위한 욕망은 휴식욕망이다. 휴식욕망도 결국 생존을 위한 것이므로 생존욕망의 한 형태로 볼 수 있다. 생존욕망은 프로이드의 생존본능으로 이해할 수도 있고, 휴식욕망은 프로이드의 죽음의 본능으로 이해할 수도 있다. 생존욕망은 감정의 바탕이 되고, 휴식욕망은 이성의 바탕이 된다.

이성의 바탕이 되는 휴식욕망은 생존욕망이 극단으로 많아지는 것을 막아주는 장치다. 생존욕망을 억제하고 조절하는 장치다. 생존욕망을 잘 조절하여 성취의 길을 열어주는 부가적인 욕망이다. 생존욕망이 휴식욕망의 도움을 받아 성취의 가능성이 높아진다. 하지만 휴식욕망도 극단으로 많아지면 안 된다. 휴식욕망이 극대화되면 죽음과 연결되어 자살과 살인으로 이어질 수 있기 때문이다. 생존욕망이 강해지면 휴식욕망이 조절하고, 반대로 휴식욕망이 강해지면 생존욕망이 조절한다. 생존욕망과 휴식욕망의 조화가 건강한 삶을 만든다.

첫재. 생존욕망

생존욕망은 생명유지욕망, 생명번식욕망, 생명보장욕망, 생명가치욕망으로 구성된다.

생명유지욕망은 일차적인 기본욕망으로서 생존을 위한 욕망이다. 기초적인 생명활동으로서 호흡하고 먹고, 배설하고 잠자고자 하는 욕망이다. 이들 욕망을 바탕으로 생명은 유지된다.

생명번식욕망은 이차적인 기본욕망으로서 자신의 존재를 지속시키기 위한 욕망이다. 성욕이다. 경쟁 없이 성취하는 경우도 있겠지만, 번식은 기본적으로 경쟁을 바탕으로 이루어진다. 그러므로 번식욕망이 좌절될 경우에는, 경쟁자에게 강제력을 행사할 가능성이 생긴다. 따라서 범죄욕이 발생할 수 있다.

생명보장욕망은 삼차적인 기본욕망으로서, 경쟁에서 우위를 차지하고 싶은 욕망이다. 승리욕으로서 재물욕, 권력욕, 명예욕 등이 있다. 자신의 생명을 보호하기 위한 욕망이다. 경쟁에서 이김으로써 보호받는 것이다. 경쟁에서 이겨 생명의 자원을 축적하고, 힘을 갖고, 명예를 얻는다. 식욕과 성욕의 보호장치가 된다.

생명을 보장하기 위해서는 경쟁을 이겨내는 것이 필수다. 따라서 범죄욕이 발생하기 쉽다.

생명가치욕망은 사차적인 욕망으로서, 자기성취욕이다. 생존욕망과 휴식욕망의 가장 적절한 통합으로 생명가치욕망이 성취된다. 자기의 삶에 가치를 부여하기 위한 욕망이다. 이기적인 마음을 버리고 큰 가치를 추구하므로 휴식욕망이 작용한다. 휴식욕망을 바탕으로 하지만 진정한 생존욕망이라 볼 수 있다. 진정한 삶의 가치를 추구하기 때문이다.

생존욕망이 줄어들면 작은 성취에서도 만족하고, 행복감을 느끼는 힘이 커진다. 자기 만족감과 자기 행복감의 민감도를 높이는 수양과, 작은 것이라도 나누고 베푸는 공동체 정신이 생명가치욕망에 속한다. 생명가치욕망은 자존감을 높여준다.

생명가치욕망을 바탕으로 한 자아성취는 경쟁을 통해 남들을 이기는 것이 아니라, 스스로 자신의 존재가치를 인정하는 것이다. 상대적인 승리가 아니라, 남들과 비교하지 않고 자신만의 승리를 얻는 것이다. 따라서 경쟁을 피하면서도 최고의 성취를 이룰 길을 열어준다. 사람이 경쟁을 피하고 함께 잘 살 수 있는 공동체 사회를 만들어낼 수 있는 바탕이 된다.

스스로 만족하는 힘, 스스로 행복을 느끼는 힘, 남을 배려하는 힘과 연결된다. 자신이 먹고 싶은 것이 칼국수라면, 남들은 소고기를 먹어도 신경 쓰지 않고, 칼국수만 먹어도 행복을 느낄 수 있다. 진짜 내가 먹고 싶은 것은 칼국수이기 때문이다. 또 보수가 적어도 자기가 좋으면 즐겁게 일할 수 있다. 진짜 원하는 것은 일이기 때문이다.

모든 사회적 윤리와 규범과 법과 규칙을 지킬 수 있는 바탕이 되며, 종교생활의 바탕이 되는 욕망이다.

둘째. 휴식욕망

휴식욕망은 몸을 회복하고 마음을 정리하려는 욕망이다.

쉬면서 에너지와 영양을 보충하고 조직을 재생하고, 마음을 정리하고 비우려는 욕망이다. 생존욕망의 과잉을 방지하는 역할을 한다. 생명가치욕망의 바탕이 된다. 수면욕과 연결된다.

병리적 욕망

첫째. 범죄욕망

범죄욕망은 범죄를 꿈꾸는 욕망으로서, 생존욕망이 좌절되었을 때 포기하지 않으려는 욕망이다. 정상적인 방법으로는 불가능한 욕망을 포기하지 않고 성취하기 위해 범죄행위를 동원하려는 욕망이다. 나의 우위를 얻기 위해 불법적인 방법으로 상대의 욕망을 누르거나 포기시키는 것이다. 병든 생존욕망이다. 과도한 생존욕망이라고 볼 수 있다. 경쟁이 치열한 번식욕망과 생명보장욕망이 좌절될 때 주로 발생한다.

범죄욕망의 가장 강한 동기는 악에 대한 분노다. 범죄욕망을 정당화하는 바탕에는 선악의 규정이 있다. 자신만의 선악 규정이다. 자신에 도움이 되면 선이고 자신에게 해가 되면 악으로 규정한다. 자신의 이기심을 선으로 포장하는 것이다. 악에 대한 분노라고 변명하면서 범죄욕망을 정당화한다. 이때에는 합리적인 이성은 없어지고, 이기적인 감정만이 남는다. 감정은 옳고 그름이 아니라 좋고 싫음이다. 감정만으로 가득 찬 사람에게는 합리적인 이성이 들어갈 자리가 없다. 설득시킬 가능성이 없는 것이다.

폭력욕망이 대표적이며, 협박욕망, 절도욕망, 사기욕망, 조작욕망, 위조욕망 등이 여기에 해당한다.

폭력욕망은 휴식욕망과 연결된다. 다른 사람에게 강제적으로 휴식욕망을 강요한다. 다른 사람의 생존욕망에 피해를 주는 것이다. 따라서 살인까지 저지르게 된다. 본인에게 강요하면 자살로 이어지게 된다.

둘째. 거짓욕망

거짓욕망은 정상적인 생존욕망이 아닌 것을 생존욕망으로 잘못 알고 있는 욕망이다. 병든 생존욕망이다. 가짜욕망, 헛된욕망, 핑계욕망이 여기에 해당한다.

가짜욕망은 현재의 내가 진짜로 원하는 욕망이 아니라 과거의 상처에 대해 보상하고 싶은 욕망이거나, 다른 사람의 욕망을 그 사람 대신

욕망하는 것이다. 예를 들어 다른 사람이 배우가 되는 욕망을 가진 것을 보면서, 마치 나도 배우가 되고 싶은 것처럼 착각하여, 내가 배우가 되려고 욕망하는 것이다. 내가 꿈꾸는 진짜 욕망이 아니라 내가 꿈꾸어야만 할 것 같은 가짜 욕망이다. 이러한 욕망은 충족시키려 해도 끝내 충족시킬 수 없는 욕망이다. 왜냐하면 진짜 욕망이 아니기 때문이다. 만약 욕망을 이룬다고 해도, 성취감을 맛보지 못하고 공허함만을 느끼게 된다. 충족될 수 없는 욕망만 이어지는 것이다. 다시 말해서 욕망 자체만을 욕망하고, 전혀 성취감을 맛볼 수 없다. 따라서 거짓 욕망에 빠져들면 허전하고 우울한 마음의 문제가 발생할 수 있다. 이러한 거짓된 욕망에서 벗어나기 위해서는, 자신의 욕망을 제대로 알아야 한다. 자신의 욕망을 제대로 알게 되면 거짓된 욕망은 저절로 사라진다.

헛된 욕망은 절대적으로 불가능한 것을 이루려는 욕망이다. 사람은 한계가 있다. 욕망은 사람의 한계를 넘어서는 것까지 원할 수 있지만, 자신의 현재 능력에는 한계가 있다. 그 한계를 뛰어넘어 절대 성취할 수 없는 욕망이 헛된 욕망이다. 예를 들어 갑작스럽게 일확천금을 노리거나, 신분상승을 노리는 욕망이다.

핑계욕망은 누구 탓으로 돌리는 것이다. 현실을 부정하고 싶은 욕망이다. 왜곡된 욕망이다. 욕망에서 도망가는 것이므로 점점 진짜 욕망에서 멀어진다. 핑계욕망이 이루어질수록 진짜 욕망은 이루지 못하는 것이다. 누구의 탓으로 돌리면, 그 사람을 나쁜 사람으로 규정하므로, 폭력욕망으로 이어지기 쉽다.

4. 욕망에서 발생하는 문제들

욕망에서 발생하는 마음의 문제는 네 가지로 나눌 수 있다. '생존욕망의 과잉(=휴식욕망의 부족)'과 '생존욕망의 부족(=휴식욕망과잉)'과 '범죄욕망의 추구', '거짓 욕망의 추구'다.

생존욕망이 과잉되고 휴식욕망이 부족하면 과식과 음란과 과로와 과도한 승리욕으로 질병이 발생한다. 사회적인 규범과 법을 무시하고 범죄를 저지를 수 있다.

생존욕망이 부족하고 휴식욕망이 과잉되면 우울증에 빠지고, 의욕이 떨어지고 인생이 어려움을 이겨낼 힘이 부족해지고, 소심해지며 피해의식에 빠져들 수 있다.

범죄욕망을 추구하면 범법자가 된다. 또한 남에게 휴식욕망을 강제하게 되고, 다시 자신에게도 휴식욕망을 강제한다. 자살 충동에 빠지게 될 수 있다.

거짓 욕망을 추구하면 결국 성취할 수 없는 것을 원하는 것이므로, 모든 에너지와 시간과 삶의 낭비가 일어난다. 항상 부족해 하며, 불만과 불평에 빠지게 된다.

5. 감정과 이성

감정은 몸이 음식을 섭취하는 과정과 같이 마음이 욕망을 섭취하는 과정의 마음활동이고 이성은 음식을 소화시키고 배설시키는 과정과 같이 욕망을 소화시키는(다듬는) 마음활동이다. 감정이 이성에 의해 잘 소화되면 마음이 건강하고 소화되지 못하면 마음에 병이 발생한다.

마음병은 감정과 이성의 충돌에서 발생한다. 감정과 이성에 대한 이해를 높이고, 감정과 이성의 조화를 추구해 충돌을 줄여야 마음병에서 벗어나고 불면증에서 벗어날 수 있다. 이성이 조화를 얻으면 병리적 욕망을 알아차리고 벗어나므로 저절로 충돌이 줄어든다.

감정은 욕망을 그대로 성취하려는 노력이므로 생존욕망과 연결되고, 이성은 욕망을 다듬으려고 하니, 생존욕망을 쉬도록 하는 휴식욕망과 연결된다.

감정

감정이란?

감정은 사전적으로 '어떤 일이나 현상과 사물에 대하여 느끼어 나타나는 심정이나 기분'이라고 정의되어 있다. 간단하게 말해서 심정이나 기분이다. 특히 기분이라고 보는 것이 더욱 뜻이 잘 통한다. 논리적으로 생각하고 표현하는 것이 아니라, 왠지 나도 모르게 나타나는 마음이다. 그냥 이유 없이 그렇게 느낄 뿐이거나, 그렇게 하고 싶은 것이다. '왜 그런가?' 하고, 알고 싶어 해도 알 수 없는 경우가 많다.

감정적인 사람은 성격이 급하고 충동적이고 격정적이며, 깊이 생각하기를 싫어하고 자신만의 느낌을 중시하고, 남에 대한 배려가 약하다. 또 이기적이고 자기중심적이다.

감정은 아주 다양하고 복잡하게 순간순간 나타난다. 그래서 알 수 없는 게 감정이다. 이해를 돕기 위하여 간단하게 정리해본다면, '호감'과 '비호감'을 결정지어 주는 마음으로 간단하게 정리할 수 있다. '호감'과 '비호감'을 결정할 때 기준이 되는 것은 자신의 감정이다. 나도 모르게 호감이 가거나 혹은 호감이 가지 않는다. 자신의 깊은 내면을 반영하는 감정은 본래의 자기를 표현한다. 따라서 자기중심적인 마음이고. 자기 정체성을 대변한다. 또 자기 정체성이 침해를 당하거나, 자기 정체성이 위험해질 때 감정은 불안해지고 분노하고 폭발한다.

감정에는 좋은 역할과 나쁜 역할이 있다.

감정의 좋은 역할은 자기 정체성을 지키고 유지해 주는 것이다. 또한 공감하고 배려해줄 힘을 기를 수 있게 된다. 자신의 감정을 잘 이해할 수 있게 되면, 그 이해를 바탕으로 다른 사람의 감정을 잘 헤아릴 수 있기 때문이다.

나쁜 역할은 감정이 모든 마음병을 만들어낸다는 점이다. 자신의 감정이 배려되지 않으면 상처를 받는다. 감정에 상처를 받으면 상처를 숨기거나 다시는 상처를 받지 않기 위해 노력한다. 상처를 숨기기 위해 노력하고, 다시 상처받지 않기 위해 노력하는 과정에서 마음병들이 발생한다. 상처와 비슷한 것이 조금만 느껴져도, 민감하게 과민반응을 한다. 따라서 쉽게 자주 분노가 일어난다. 또 분노를 따라 마음병은 더욱 심해진다.

감정은 욕망을 섭취하는 마음활동이다.

무의식 속에 숨어 있는 마음은 알기 어렵다. '내 마음 나도 몰라'라고 하는 말이 있는 것도 그 때문이다. 감정은 알 수 없던 무의식의 마음이 알 수 있는 의식의 마음으로 나타나는 통로다. 따라서 감정은 무의식을 대변한다. 감정적인 마음은 아무런 의도나 의지나 계산 없이, 내 안에서 나타나는 마음을 그대로 반영한다. 왠지 나도 모르게 의지와는 상관없이 자동적으로 나타나므로, 인식하지 못하는 사이에 감정은 발생한다.

또한 몸의 생리변화에 따라 욕망들이 뜬금없이 찾아온다. 가만히 생각해보면 생리적 요구를 중심으로 욕망이 떠오르는 것이다. 자신의 생존 욕구를 중시하는 마음이다. 자신의 이성적인 어떤 의도도 없이 떠오르는 마음이다. 다만 겉으로 드러나는 행동을 살펴, 그것을 기준으로 감정상태가 어떤지를 짐작할 수 있을 뿐이다.

감정의 억압에서 마음병은 시작된다.

감정은 모든 마음의 문제를 일으키는 근본이다. 또 그 문제를 해결하는 출발점이다. 욕망은 생명의 시작이다. 욕망을 반영하는 감정도 생명의 시작이다. 감정을 우선으로 생각한다. 감정은 무조건 존중받기를 원한다. 감정은 자기 마음대로 하려는 마음이다. 겉으로는 서로 배려하는 것처럼 보일 때라도, 실제로는 자기감정을 먼저 생각하며 관계를 맺는 경우가 대부분이다. 따라서 자신의 감정을 배려받아야 친해질 수 있고 마음을 열 수 있다. 나의 감정을 배려받고 다시 남의 감정을 배려하면서 진실한 소통이 이루어진다. 만약 자신의 감정을 배려받지 못하면, 대부분에 있어서 그 관계는 단절된다.

학문적인 세미나와 같이 이성적인 영역에서 이루어지는 대화에서는 자신의 의견에 동의해주지 않는 것을 받아들일 수 있다. 이성은 객관적인 영역이기 때문이다. 하지만 일반적인 대화에서는 감정을 몰라주거나, 감정을 매도당하면 아주 큰 상처를 받게 된다. 감정은 주관적인 영역이기 때문이다. 따라서 마음병은 주로 감정적인 측면에서 시작된다.

그런 이유로, 마음병의 치료도 상처받은 감정을 치유해주는 것에서 시작된다. 옳고 그름을 설명하고 이해시키려 하기보다는, 이해해주고 위로해주고 같은 편이 되어주면서 지지해주면 마음병이 치료되기 시작하는 것이다. 먼저 감정을 치유하여 환자분의 자신감이 회복되면, 이후에 이성적인 접근을 시작한다.

감정적으로 위안받거나 안정되면 마음의 주체인 자아가 힘을 얻는다. 힘이 강해진 자아는 그제야 숨기거나 억누르던 감정의 문제에 다가간다. 인식되지 못하던 감정의 문제들이 인식되고 이성의 영역으로 넘겨진다. 이성의 영역으로 넘겨지면 개선되기 시작한다. 치료에서 제일 먼저 해야 할 과제는 환자분의 감정을 안정시키는 일이다. 안정된 감정을 바탕으로 환자분 스스로 문제를 인식하고 극복하는 것이 중요하다.

마음이 편안해지고 불면증에서 벗어나려면 욕망과 감정에 대한 이해가 필수다.

이성

이성이란?

이성은 사전적으로 '감각적 능력에 상대하여 개념적으로 사유하는 능력을 이르는 말'이라고 정의되어 있다. 감각적 능력은 감정(감성)이다. 그 감정(감성)에 상대적인 활동이 이성이다. 개념적으로 사유하는 능력이다. 나의 사적인 의견과는 상관없이 객관적이면서 독립적으로, 계산하고 추리하는 정신 활동을 말한다.

의지와 관계없이 나도 모르게 일어나는 활동인 감정과 달리, 이성은 자신의 의도나 의지가 반영되는 알 수 있는 마음이다. 따라서 변화되거나 교육을 할 수 있고, 외부의 변화에 대처할 수 있다. 외부와 접촉하면서 일어나는 활동이므로 사회와 관계를 맺으며 협력한다. 상호 이해하고 실천하는 바탕이 된다.

이성을 간략하게 정리한다면, '옳다' '틀리다'를 판단하고 규정하는 것이라 할 수 있다. 참고로 감정은 '호감'과 '비호감'을 판단하고 규정하는 것이라 할 수 있다.

이성적인 사람은 다른 사람의 마음을 공감하기보다는, 그 사람의 마음을 평가하려고 한다. 다른 사람을 착한 사람과 나쁜 사람으로 판단하는 것이다. 또 다른 사람의 생각을 옳고 그름으로 판단한다. 따라서 이성은 사람을 구분하고 차별하고, 간섭하는 행동의 원인으로 작용한다.

보통 '옳거나 그르다는 것'은 개개인의 특성과 의견을 배제하고, 일반적인 규정에 의해 정해진다. 감정은 자신의 욕망을 표현하는 것이 우선이지만, 이성은 사람을 이미 규정된 틀에 맞추려고 노력한다. 따라서 이성적인 사람은 사회적 규범을 중시하고 자신의 감정을 억누르고, 성격이 차분하고 냉정하고 계산적이며 깊이 생각하기를 좋아하고, 객관적인 느낌을 중시하고 남에 대한 배려가 강하다.

이성에는 좋은 역할과 나쁜 역할이 있다.

이성의 좋은 역할은, 이기심에서 벗어나 사회적 인간으로 살아갈 수 있는 바탕이 되어 준다는 것이다. 사회 전체를 위해서 나를 양보하는 능력을 길러준다. 봉사하고 심지어 여러 사람을 위해 자신을 희생하기도 한다.

이성의 나쁜 역할은 사회적 규범에 의해 생존욕망이 억압받는 것에 있다. 사람의 속마음인 감정을 이해하지 못하고, 기존의 객관적인 기준으로 겉으로 드러나는 것만을 기준으로 삼아서 그 사람을 평가하고 매도할 수 있다.

이성 활동의 대표적인 예가 언어다. 언어는 이성의 특성을 반영한다. 감정은 있는 그대로의 모습을 반영하지만, 이성은 있는 그대로의 나를 어떤 규칙을 바탕으로 억제하고 그것에 꿰맞춘다. 언어도 사실을 있는 그대로 표현해주는 것이 아니라 언어라는 형식에 사실을 꿰맞추어 표현한다. 꿰맞추는 과정에서 왜곡이 일어난다. 따라서 언어적인 표현이 진실을 표현하는 못하는 경우가 많다. 표현과 사실이 분리되고 달라지는 것이 가능하다. 예를 들어 수면유도 효과가 없어도, '수면제'란 이름을 붙이면 수면효과가 있는 것처럼 착각할 수 있다. 진실과 분리되어 언어만으로도 의미를 지닐 수 있기 때문에 일어나는 현상이다. 여기에서 더 나아가 언어들끼리 만나면서, 없는 일들을 마치 있는 일처럼 착각하게 만들 수도 있다. 언어가 많아질수록 더 많은 왜곡이 일어날 수 있다. 이처럼 너무 이성으로 기울면 자신에 관해 많은 왜곡이 발생할 수 있다. 가짜 인생을 사는 것이다.

우리의 생각은 언어를 수단으로 표현된다. 생각이 그대로 전해지기보다는 언어로 번역된 생각으로만 전해진다. 언어가 지닐 수밖에 없는 한계가 있다. 사실을 정확하게 전달하기 어려운 언어가 사실을 왜곡한다. 실제의 사실을 소통하는 것이 아니라 왜곡된 것을 소통하는 것이다. 이성이 작용할수록 대화와 관계의 단절이 일어날 수 있다. 단절에서 오해와 갈등과 상처가 발생할 수 있다. 또한 언어의 왜곡에서 가짜욕망, 헛된욕망, 회피욕망이 발생한다. 결국 이룰 수 없는 욕망들이므로 좌절과 상처와 분노가 일어난다. 그들이 마음의 병을 만들어 낸다.

마음병의 치료에도 언어를 사용한다. 하지만 언어가 지니는 문제를 피해야 한다. 언어 없이도 느낄 수 있는 감정을 더욱 존중하고, 공감의 능력을 최대한 이용해야 한다. 옆에 있어주고 말을 들어주기만 해도 마음병의 치료 효과가 나타나는 것은, 바로 이 때문이다.

감정을 조절하는 이성

이성은 생존욕망이 너무 강해져 나타날 수 있는 문제들을 막아주는 장치다. 과한 생존욕망이 조절되면 성취가 쉬워지고 혹 성취되지 못해도 극복하기 쉬워진다. 또 더 나아가 큰 성취를 이룰 수 있는 바탕이 되어준다. 큰 성취는 참고 견디는 과정을 통해 얻어지는 경우가 많기 때문이다.

생존욕망이 너무 강해지면 자기중심적인 경향이 강해져, 공동체에서 함께 살아가는 힘이 부족해질 수 있다. 제일 좋은 삶은, 욕망을 대변하는 감정이 이성에 의해 적당히 조절되는 것이다.

몸도 쉬어야 하겠지만, 욕망도 쉬어야 한다. 휴식이 있어야 다시 활발히 활동할 수 있다. 휴식하면서 기존의 욕망을 정리하고 지워야 한다. 마음에 채워진 욕망들이 정리되어 필요한 것은 기억 창고로 보내고, 필요없는 것은 기억의 저편으로 보내야 한다. 마음을 간단하게 정의하면 '인식의 틀'이라 할 수 있다. 무언가를 인식하고 그것에 반응하는 틀이다. 인식의 틀에 수없이 많은 자극과 욕망이 나타난다. 만약 나타나기만 하고 정리되거나 제거되지 않는다면, 인식의 틀이 막혀 기능장애가 발생한다. 따라서 마음에 나타나는 욕망들은 나타났다가 다시 사라져야 한다. 음식으로 치면 몸에서 이용되고 다시 배설되는 것과 같다. 감정은 욕망을 채우고 이성은 욕망을 지우는 작용을 한다. 마지막 정리는 잠을 잘 때 이루어진다.

모든 사람은 이미 밑바탕에 이성이 감정과 적절하게 조화를 이루는 힘을 지니고 있다. 선천적으로 타고 난다. 이미 있는 것이므로 그것을 찾아 사용하기만 하면 된다. 따라서 교육이 가능하고 모범적인 사회구성원이 될 수 있고 자신과 공동체를 함께 배려할 수 있다.

6. 마음의 발달과정

사람은 성장하면서 욕망의 억압이 커진다. 어머니의 억압으로부터 시작하여, 다음엔 가족의 억압(아버지, 형제자매, 친척의 억압), 사회의 억압(친구, 선후배, 학교, 군대, 직장의 억압), 문화의 억압(상징, 문자, 도덕, 규칙, 법률의 억압) 등으로 점점 커진다. 억압이 커질수록 감정과 이성의 충돌이 커지고, 문제가 발생할 가능성이 커진다. 이 때 감정과 이성의 충돌과정을 잘 살피고 반성하면서 조화로움을 추구하면, 조화를 이루는 힘이 커진다. 조화를 이루는 힘이 커지는 것이 마음이 발달하는 것이다.

감정을 다듬는 경험이 많아질수록 기술이 정교해진다. 기술이 정교해질수록 이성이 발달하고, 감정과 이성의 타협이 발달하고, 마음이 발달한다. 성장하고 사회적 관계가 넓어질수록 마음이 발달할 가능성이 높다.

마음이 발달할수록 인정과 받아들임과 긍정포기의 힘이 커지고, 성취의 힘도 커진다. 가짜에 속지 않으면서, 작고 가깝고 가능한 것부터 이루어 나가는 힘이 생긴다.

마음의 발달 과정은 이성의 발달과정이며, 감정을 잘 다듬는 기술의 발달과정이며, 감정과 이성이 조화를 이루는 능력의 발달과정이다. 마음이 발달할수록 무의식에서 올라오는 욕망의 정체와 이성에 의해 다듬어지는 과정에 대해 잘 이해한다. 이성이 욕망을 잘 다듬는다. 다듬는 과정에서 감정과 이성의 다툼이 적어진다. 욕망이 잘 성취된다. 따라서 감정이 편안해진다. 감정이 편안해지므로, 상처의 발생이 줄어들고 상처를 받아도 잘 이겨낸다. 마음병이 잘 발생하지 않는다.

만약 욕망의 정체를 모르거나, 욕망을 다듬는 과정에 대한 이해가 없거나, 감정과 이성의 조화를 모른다면, 충돌이 잘 발생하므로 마음에 상처를 남기고 마음병을 만든다.

02

수면은 인체의 전체적인 생명활동 속에서 이해되어야 한다

수면은 생명활동의 한 부분이다. 생명활동의 특징은 통합적이다. 몸과 마음을 통합하고, 수많은 세포와 조직과 기능들을 통합한다. 각각의 생명활동들은 서로 분리될 수 없으며, 또한 혼자서 기능을 수행할수도 없다. 홀로 분리되어 존재할 수 없다. 모든 생명활동은 마치 하나의 기계처럼 서로 긴밀하게 협조하며 기능을 한다.

정상적인 수면

아주 중요한 부분이다. 정상을 알아야 비정상을 알 수 있다. 비정상을 알아야 불면증이 발생하자마자 알아차리고 빠르게 치료할 수 있다.

정상적인 수면은 오후 10시 전에 잠들어, 중간에 한 번도 깨지 않고 꿈도 꾸지 않고 깊이 잠드는 상태로, 매일 7~8시간의 연속적인 수면을 취하는 것이다. 최대 9시간을 넘지 않아야 한다. 자고 나면 저절로 눈이 떠지고 상쾌하게 일어나야 하고, 심한 코골이나 수면무호흡증이 없어야 한다. 수면자세는 옆으로 눕고 다리를 구부리는 것이 좋다. 엎드려 자는 것은 좋지 않다.

꿈을 꾸지 않는 것이 정상이지만 수면 중에는 꿈을 꿀 수 있다. 8시간의 수면을 기준으로 숙면인 깊은 수면은 수면 초기에 이루어지며, 마지막 2시간에 꿈의 80%를 꾼다. 따라서 앞쪽의 5~6시간의 수면이 더욱 중요하고 나머지 2시간 정도는 상대적으로 중요성이 떨어진다.

다시 말해서 깊은 수면은 주로 수면 초기에 이루어지고, 2시간 정도가 지나면서 램수면과 비램수면이 교대하다가 서서히 잠에서 깨어난다. 만약 수면시간이 적을 경우 꿈의 유무를 살펴서, 꿈이 없으면서 5~6시간을 자면 조금 부족한 것으로 평가하고 꿈이 많으면서 5~6시간을 자면 잠이 많이 부족한 것으로 평가한다.

한편 램수면은 뇌가 활성화되는 얕은 수면상태다. 90분을 주기로 나타나서 15~20분 정도 지속한다. 이 동안에 눈동자가 진동하고 꿈을 꾼다.

서구에서 권고하는 취학 전 아동의 수면시간은 11~13시간이다. 성인의 경우는 7~7.5시간이며, 최소 6.5시간을 수면하여야 한다. 성장기의 청소년이거나, 몸이 피곤하거나, 수면시간의 부족이 있었거나, 질병을 치료할 때는 9시간 이상의 수면을 취할 수 있다.

해가 지면 잠을 자고, 해가 뜨기 전에 일어나는 것이 기본이다. 굳이 시간을 정하자면 잠을 자기 시작하는 시간은 오후 10시 이전이 좋다. 시간상으로 오후 10시부터 새벽 2시까지가 잠의 효과가 제일 좋은 '황금 수면 시간대'이기 때문이다.

만약 잠을 자고 싶은데 잠이 오지 않을 때는, 눈을 감고 생각을 없애고 가만히 자는 것처럼 누워있는 것이 좋다. 최선을 얻을 수 없다면 차선이라도 얻어야 한다. 정상적인 수면의 대사가 이루어지지 않을지라도, 자는 것처럼 누워있기만 해도 수면효과를 일부 얻을 수 있다.

한의학에서는 사계절의 기후변화에 맞추어, 자고 일어나는 시간에 변화를 준다. 봄과 여름에는 조금 늦게 잠자리에 들고 아침 일찍 일어나고, 가을에는 조금 일찍 잠자리에 들고 아침 일찍 일어난다. 닭이 일어나는 시간을 기준으로 한다. 겨울에는 일찍 잠자리에 들고 아침에는 늦게 일어난다. 아침 태양이 비칠 때를 기준으로 한다.

한편, 봄과 여름에는 체온을 유지하는 데 사용하는 에너지가 상대적으로 적으므로, 체온을 유지하는 데 필요한 에너지가 많은 가을과 겨울보다 어느 정도는 수면을 줄일 수 있다. 특히 여름에는 조금 적게 자도 별문제가 없다.

▌수면의 효과

1. 기초물질의 생산

꿈을 꾸지 않고 깊이 잠든 동안에 가장 왕성하게 단백질과 주요 호르몬과 신경전달물질과 기초대사물질을 합성한다.

2. 조직의 성장과 회복

낮에 얻은 영양과 에너지로, 손상된 조직을 회복시킨다. 가장 활발한 세포분열은 우리가 자는 동안에 거의 모든 조직에서 일어난다.

3. 면역력, 치유력 강화

잠을 자는 것과 면역력은 아주 밀접한 관계를 맺고 있다. 면역활동을 활성화하여 병든 세포를 제거하며 노폐물을 해독한다. 임상에서 환자분들을 직접 치료해보면, 잠의 중요성을 자주 확인하게 된다. 잠을 잘 자도록 배려해야 치료가 잘 된다. 잠이 치료의 시작이자 마무리가 되는 경우가 많다. 특히 치료가 난관에 부딪혔을 때, 뒤늦게 확인해보면 불면증을 앓고 있는 경우가 대부분이다.

만약 수면이 잘 이루어지지 않는다면, 정상적인 면역활동이 이루어지지 않는다고 보아도 무방하다. 면역력이 저하되면 감염이 잘되고 대상포진과 헤르페스에 취약해진다. 특히 대상포진 환자분의 경우 대부분이 수면에 문제가 있다.

4. 생기가 넘치는 외모

잠을 잘 때는 눕는다. 누우면 근육에서 힘을 뺄 수 있다. 힘을 빼면 근육이 이완된다. 특히 깊은 수면이 이루어지는 동안 가장 많이 이완된다. 따라서 수면이 깊어질수록 피부로의 혈액순환이 잘된다. 혈액순환이 잘되면 피부 분비선의 기능이 활발해지고 피부조직이 충분히 재생된다. 따라서 잠을 푹 자면 피부조직이 밝고 빛나게 재생된다. 이런 이유로 미인은 잠꾸러기라고 한다.

5. 에너지 충전

낮에 사용되는 에너지의 대부분은 근육과 신경에서 사용된다. 근육은 육체 활동을 하고 신경은 정신활동을 한다.

우리가 앉거나 설 때, 그런 자세를 취하는 것만으로도 근육에 힘이 들어간다. 힘이 들어가려면 에너지를 소비해야 한다. 앉거나 설 때에는 중력의 영향으로 혈액순환에 부담이 생긴다. 중력의 영향을 극복하기 위하여 에너지를 소비한다. 하지만 앉거나 서지 않고 누우면 근육에 힘이 들어가지 않는다. 또한 중력의 영향도 받지 않는다. 모든 조직이 심장과 같은 높이에 위치하게 되어, 중력의 저항이 최소화된다. 따라서 근육수축과 혈액순환에 사용되는 에너지가 줄어든다.

수면 중에는 아무런 생각 없이 누워있다. 신경세포의 활동과 근육세포의 활동이 최대한 줄어든다. 에너지 소비가 최소화된다.

아껴지는 에너지들이 회복활동에 사용되고, 낮에 소비되어 부족해진 에너지를 충전한다.

낮에 피로할 때, 아무런 생각 없이 눈감고 누워있다 일어나면 피로가 풀린다. 같은 원리다. 따라서 혹시 잠을 못 잘 때에도, 생각 없이 눈을 감고 가만히 누워있는 것이 도움이 된다. 좋은 수면을 취하는 것이 좋겠지만, 그렇지 못할 경우에는 아무 생각 없이 눈을 감고 가만히 누워있는 것이 차선이 될 수 있다.

수면에는 에너지 충전의 기능이 있으므로, 잠을 푹 잤다면 아침에 활력이 넘쳐야 한다. 하지만 잠을 잤는데도 더 누워 있고 싶거나 피곤하거나, 춥거나 우울하다면, 수면활동이 정상적으로 이루어지지 못한 것이라고 볼 수 있다. 잠을 잤으나 진짜로는 잠을 자지 못한 것과 같다. 불면증 치료가 필요하다. 수면활동이 정상적으로 이루어져야 몸이 회복될 수 있고, 다음 날 활력을 얻게 된다. 만약 잠을 제대로 자지 못했다면, 다음 날 하루를 피곤하고 짜증 나고 우울하게 보낼 것이다. 이러한 상태가 계속 이어진다면, 건강은 하루가 다르게 나빠질 것이다.

고문 중에 제일 이겨내기 힘든 고문은 잠을 재우지 않는 고문이라고 했다. 아무리 기운센 천하장사도 자신의 졸린 눈꺼풀은 들어 올리지 못한다고 했다. 사람이 이겨내기가 제일 어려운 것은 잠을 못 자는 것이다. 만약 잠을 자지 못하고 그 상태가 지속된다면 결국 어떠한 일도 할 수 없게 된다. 따라서 잠을 자는 것이 생명활동 중에서 제일 중요하다.

6. 근골격계의 휴식

깊은 수면 시간에, 근육은 최대한 이완된다. 근육이 진정으로 휴식을 취하는 것이다. 이때 근육의 피로가 풀리고 회복한다. 만약 깊은 수면을 취하지 못하면 근육 피로와 근육 긴장이 발생한다. 이것이 계속되면 근골격계의 피로와 긴장이 축적되어 결과적으로 통증을 유발하고 움직임에 제한이 생긴다.

7. 정신활동의 정리와 저장

잠을 잘 때, 낮에 이루어진 정신활동을 모두 정리한다. 그중에서 필요없는 것은 망각의 공간으로 보내고, 필요 있는 것은 기억의 저장소로 보낸다. 낮에는 단기 저장소에 기억할 것을 저장한다. 다시 이것을 깊은 수면시간에 분류하여 꼭 기억할 가치가 있는 것을 장기 저장소에 저장한다. 정리의 과정을 통해서 채워졌던 공간이 비워지고 그만큼 여유공간이 다시 생기므로 정신활동을 이어갈 수 있다. 마음의 상처도 이처럼 정리되고 지워지는 과정을 거치면서 치유된다.

만약 정상적인 수면이 이루어지지 않는다면, 수없이 많은 정신활동의 찌꺼기들이 정리되지 못하고 마음을 어지럽힌다. 마음이 어지러우면 신경정신 질환이 발생한다. 따라서 충분하고 깊은 수면을 취하는 것이 가장 좋은 신경정신 질환의 예방법이자 치료법이다.

만약 깊은 수면을 취하지 못한다면, 장기적인 기억에 문제가 발생할 수 있다. 지금의 일을 얼마 후에는 기억할 수 있지만, 그 이후에는 조금만 지나도 기억하지 못하게 될 수 있다. 이것은 공부하는 수험생들에게 중요한 내용이다. 벼락치기 공부를 할 때는 적게 자도 되지만, 큰 시험을 앞두고 오랫동안 준비해야 할 때는 적게 자는 것이 문제가 될 수 있다. 장기적인 시험을 준비할 때에는 깊은 수면을 배려해야 한다.

여기에서 기억 장치는 동영상을 저장하는 장치가 아니라는 사실을 이해하자. 있는 그대로 저장하지도 못하고, 있는 그대로 꺼내오는 것도 아니다. 기억장치는 저장할 때, 퍼즐 맞추기의 조각들을 이용한다. 장기 기억일수록 더욱 파편적이다. 퍼즐 맞추기의 핵심이 되는 최소한의 조각들만 저장한다. 기억을 가능하도록 해주는 최소한의 퍼즐 조각만 저장하는 것이다. 이것이 기억으로 소생할 때는 핵심 조각과 관련되는 퍼즐들을 하나씩 연결해 나가면서 서서히 의미를 만들어낸다. 관련되는 퍼즐들은 현재의 의미를 담고 있는 것이다. 있는 그대로 저장했다가 그대로 꺼내는 것이 아니다. 최소한의 기억 자료만 저장했다가, 그 자료에 현재의 해석들을 하나씩 붙여 나가면서 기억을 완성하는 것이다. 여기에서 많은 왜곡이 발생할 수 있다. 과거는 이미 과거로서 존재하는 것이 아니라 현재가 의미를 부여하는 과거일 뿐이다. 과거는 이미 하나의 다른 현재일 뿐이다. 이것을 알아야 불면증과 마음병 치료를 잘할 수 있다.

8. 마음의 상처를 치유

마음에 새겨진 상처들은 정리되기 어렵다. 오랫동안 맴돌며 괴롭힌다. 수면은 혼란스런 마음을 정리해준다. 깊고 충분한 잠을 잘수록 상처는 희미해진다. 결국 없어진다. 수면이 상처를 치유해준다.

특히 수면 중에 발생하는 꿈은 적극적으로 상처들을 치료한다. 꿈에서는 모든 것이 가능하다. 내가 하고 싶은 것들을 다 할 수 있다. 꿈을 꾸면서 모든 것은 성취될 수 있다. 성취를 통해서 상처는 서서히 치유된다.

몸이 건강하면 마음의 문제를 극복하기 쉬워진다. 힘이 있으면 견디는 능력이 높아지기 때문이다. 충분한 수면은 몸을 건강하게 만들어 준다. 따라서 충분한 수면으로 건강해진 몸은 정신적 문제를 극복하는 힘이 세진다. 건강한 몸에서 건강한 정신이 나온다고 했다. 활력 넘치는 몸은 긍정적인 마음을 만들고 상처의 치유를 돕는다.

9. 긴장해소

낮은 활동의 시간이고 밤은 휴식의 시간이다. 낮은 긴장의 시간이고, 밤은 이완의 시간이다. 낮의 활동시간이 길어지고 밤의 휴식시간이 짧아질수록 사람은 더욱 긴장된다. 낮의 활동시간이 짧아지고 밤의 휴식시간이 길어질수록 사람은 더욱 이완된다. 수면이 충분해질수록 더욱 이완되고 긴장이 해소된다. 마음이 편안해지고 잘 자게 된다.

10. 노폐물 분해

잠자는 동안에는 낮에 사용하고 남은 잉여 영양소를 제거한다. 수면의 생명활동이 잉여 영양소를 소비하고 활발해진 면역활동이 노폐물을 분해하고 배출하여 해독한다.

03
꿈

꿈이란?

　꿈은 수면의 후반기에 일어나는 의식활동이다. 수면을 방해하는 자극들에 대항하여 수면을 보호하는 안전장치다. 도중에 깨어나는 것을 막고 수면을 지속시킨다. 수면 중에 발생하는 자극에 대한 반응으로 나타날 수 있고, 낮에 받은 자극의 영향으로 나타날 수 있고, 과거의 좌절된 소망과 심리적 상처의 영향으로 꿈이 나타날 수 있다.

　만약 8시간의 수면을 취한다고 가정한다면, 마지막 2시간에 꿈의 80%를 꾼다. 다시 말해서 깊은 수면은 주로 수면 초기에 이루어지고, 2시간 정도 이후부터 서서히 깨어나는데, 그 과정에서 램수면과 비램수면의 교대가 이루어진다. 90분을 주기로 15~20분간 지속하는 램수면에서 꿈을 꾼다. 나중에 이루어지는 램수면일수록 더욱 잘 기억난다. 마지막 램수면이 끝나면 잠에서 깨어난다. 꿈이 많이 나타나는 후반부의 수면은 상대적으로 효율이 떨어진다. 깊은 수면과 거리가 멀어지기 때문이다.

　간단히 표현해서 램수면은 선잠을 자는 상태이고 비램수면은 깊은 잠을 자는 것이다. 수면 초반에 아주 깊은 수면이 유지되다가, 램수면

(얕은수면) – 비램수면(깊은수면) – 램수면(얕은수면) – 비램수면(중간수면) – 램수면(얕은수면) – 비램수면(중간수면) – 램수면(얕은수면)을 거쳐서 깨어난다.

램수면이라고 무조건 꿈작용이 일어나는 것은 아니다. 수면을 방해하는 어떠한 자극이 있을 때만 꿈을 꾼다. 몸과 마음이 편안하면 꿈을 꾸지 않는다. 혹시 꿈을 꾸더라도 기억하지 못하게 된다. 앞쪽의 램수면에서 꾸는 꿈은 흐릿하고 나중의 램수면으로 갈수록 꿈이 또렷해진다. 점점 의식이 또렷해지기 때문이다. 따라서 마지막 램수면에 꾸는 꿈이 제일 선명하다.

정상적인 수면은 꿈을 꾸지 않는 수면이다. 정확하게 표현하자면 꿈을 꿀지라도 꿈을 기억하지 못하는 것이다. 꿈을 꾸지 않는다는 것은 마음이 안정되고 흥분이 없다는 것이다. 마음이 안정되지 않는다면, 불안하고 억눌렸던 욕망이 의식으로 올라와 수면을 방해하게 된다. 이때 꿈이라는 안전장치가 없다면 바로 잠을 깨게 될 것이다. 꿈은 수면을 유지하지 못할 정도로 어떤 문제가 발생했을 때, 차선책으로 꿈을 꾸면서 그 수면을 유지해준다.

정리하자면 꿈을 꾸지 않는 수면이 가장 좋고 차선으로 꿈을 꾸더라도 잠을 깨지 않는 것이 좋다. 잠을 깨는 것이 가장 나쁘다. 꿈을 꾸는 수면이 가장 좋은 수면은 아닐지라도 깨지는 않으므로 차선책이 된다.

▌꿈의 기능

꿈은 수면을 방해할 수 있는 주변 환경의 자극들과 억제된 욕망과 과거의 기억들에 대응하여, 수면을 지속시켜주는 기능이 있다. 또한 꿈에서 이루어지는 소망성취를 통해 마음병을 치료해주는 기능이 있다.

1. 수면을 보호한다

잠을 깨우는 자극이지만 일시적으로 보류가 가능할 때, 꿈을 꾸는 것으로 자극에 대처함으로써 잠을 계속 잘 수 있도록 보호하는 것이다. 잠을 깨우는 자극에는 크게 네 가지가 있다. 낮에 정신활동을 정리하는 과정에서 나타나는 아쉬움과 괴로움, 억제되고 숨겨진 욕망, 육체적 불편함, 부적절한 환경이다.

첫째, 정리과정에서 나타나는 아쉬움에는 보고 싶은 것을 못 보았거나, 먹고 싶은 것을 못 먹었거나, 하고 싶은 것을 하지 못하였거나, 억울한 일을 당한 것들이 포함된다. 예를 들어 낮에 보고 싶은 사람을 못 보았다면, 그 생각을 정리하고 제거하는 과정에서 아쉬움이 남아 감정에 동요가 생길 것이다. 감정에 동요가 일어나면 수면에 방해되므로, 그 사람을 만나는 꿈을 꾸어서 감정을 안정시켜 수면을 지속시켜준다. 낮에 이루지 못한 소망을 꿈을 꾸는 것으로 대신 충족시켜주는 것이다.

둘째, 억제되고 숨겨진 욕망에는 식욕, 성욕, 폭력욕, 명예욕, 성취욕 등이 포함된다. 특히 억압이 심한 성욕과 폭력욕이 중요하다.

폭력욕을 설명해보자. 낮에는 억제되지만 수면시간에는 욕망이 자유롭게 표출된다. 억제되어 있던 폭력욕이 수면시간을 통해 의식으로 올라온다. 충족되지 못한 폭력욕이 감정에 동요를 일으킬 것이다. 감정에 동요가 일어나면 수면에 방해되므로, 마음껏 폭력을 행사하는 꿈을 꾸어 감정을 안정시키고 수면을 지속시킨다.

셋째, 육체적 불편함에는 아프거나, 춥거나, 덥거나, 소변이 마렵거나, 속이 불편하거나, 답답하거나, 땀을 많이 흘리는 것 등이 포함된다.

소변이 마려운 것을 설명해보자. 소변이 마려우면 몸과 마음이 긴장된다. 긴장이 수면을 방해한다. 급하면 수면을 유지하지 못하고 깨어난다. 급하지 않고 참을 수 있다면, 소변을 보는 꿈을 꾼다. 꿈으로 육체적 정신적 긴장감을 해소시켜 수면을 유지해준다. 꿈이 깨어나는 것을 막아주는 것이다.

넷째, 부적절한 환경에는 소음, 빛, 벌레, 사람의 움직임, 육체적 자극 등이 포함된다. 소음을 예를 들어 설명하자면, 소음이 수면을 방해할 때 음악을 듣거나 이야기를 듣는 꿈을 꾸면서 수면을 지속시켜 준다. 기분 나쁜 소음이 주는 자극을 기분 좋은 음악을 듣는 자극으로 바꾸면서, 소음이 주는 정신적 긴장을 해소시킨다.

2. 마음병을 치료한다

일단 꿈을 꾸는 것은 좋지 않다. 하지만 마음에 문제가 있을 때는 다르다. 꿈을 통해 문제를 해결하는 것은 좋다.

잠을 깬 상태에서는, 나를 둘러싼 환경적 조건(능력부족)에 의해 욕망이 억제되어 무의식의 영역으로 숨는다. 하지만 꿈속에서는 모든 것이 가능하다. 모든 것이 가능해지므로, 숨었던 욕망이 성취를 바라며 꿈에 나타나고, 꿈을 통해 충족된다. 따라서 꿈은 억압됐던 소망들을 다시 의식의 영역으로 살려내고, 성취를 통해 마음의 문제를 해결한다. 만약 억제된 욕망이 있음에도 불구하고 꿈을 통해 충족되지 못한다면, 마음의 문제가 심해진다. 결국에는 심각한 정신병을 유발할 수도 있다.

예를 들어 심한 우울증 환자는 꿈을 꾸지 않는다. 마음에 병이 있지만 꿈을 꾸지 않는 것이다. 하지만 우울증이 치료되면서 꿈을 꾸기 시작하고, 꿈이 많아지면서 치료 효과도 높아진다. 꿈을 떠올리는 횟수와 꿈을 표현하는 횟수가 증가하고, 꿈의 내용을 잘 기억할수록 회복은 더 빠르게 진행된다. 마음에 병이 있는 경우에는 꿈이 좋은 역할을 할 수 있다.

이와 함께 꿈은 우리의 신체적, 심리적, 감정적, 정신적 상태를 진단할 수 있는 재료가 되어, 문제 해결의 단서를 제공한다. 다시 말해서 꿈이 말해주는 이미지를 잘 해석하면 몸과 마음이 처한 문제를 잘 이해할 수 있다. 또한 이를 근거로 치료의 방향을 정할 수 있다. 하지만 여기에서 주의할 것이 있다. 꿈은 대다수 왜곡된다는 것이다. 꿈의 의미를 제대로 알기 위해서는 꿈의 왜곡을 놓치지 않아야 한다. 왜곡을 포함해 꿈속에 숨겨진 모든 의도를 알아야 한다. 이러한 왜곡은 일반적으로 5세쯤에서 시작된다.

마음병을 치료하는 의사는, 억제된 욕망이 포함된 무의식의 세계를 꿈의 분석을 이용하여 최대한 많이 의식의 영역으로 끌어내고 해석하고 치료의 실마리를 찾아낸다.

한편 자꾸만 악몽을 꿀 때가 있다. 악몽 자체를 빨리 없애는 것이 중요할 때가 있다. 자꾸 악몽을 꾸면, 잠을 자기가 무서워질 수 있기 때문이다. 악몽이 다시 불면증의 원인으로 작용하는 것이다. 악몽을 간단하게 없애주는 방법은 2시간 정도 일찍 일어나는 것이다. 일찍 일어나는 방법은 수면시간이 충분하거나 과다한 상태일 때만 이용하는 것이 좋다. 기본적으로 꿈을 꾸지 않기 위해 일찍 일어나는 것은 좋은 방법은 아니다. 적극적인 치료를 통해 수면의 질이 좋아지면 악몽을 포함한 꿈은 저절로 없어진다.

잠을 너무 오래 자서 꿈을 많이 꾸는 경우도 있다. 잠이 이미 충분한 상태에서 더 자면 깊이 잠들지 못한다. 얕은 잠을 자게 되므로, 꿈이 많아지는 것이다. 대부분 기억도 나지 않고 뒤죽박죽 모호한 꿈을 꾸게 된다. 오래 자면서 꿈이 많고 심란하다면, 정상수면시간을 채운 뒤에는 일어나는 것이 좋다.

▌꿈으로 나누어지는 세 가지 마음

꿈을 기준으로 마음을 세 가지로 나눌 수 있다. 세 가지 마음은 잠을 깬 마음, 꿈을 꾸는 마음, 깊이 잠을 잘 때의 마음이다.

첫째, 잠을 깬 마음이란 낮에 생활할 때의 마음이다. 사회 환경 속에서 여러 가지 규범과 주변의 요구에 맞추는 마음이다. 사회에 맞추기 위하여 자신의 마음을 인위적으로 조작하는 마음이다. 이런 마음은 사회생활을 하는 사람이면 누구나 피할 수 없다. 어느 사회에서나 인간의 행동 모두를 용납하지 않는다. 마음대로 다하다가는 사회에서 배척당할 수 있다. 그래서 잠이 깬 상태의 마음은 거짓된 행동, 인위적인 행동을 할 수밖에 없다. 규범과 조건에 맞추어 행동하는 배우가 되는 것이다.

둘째, 꿈을 꿀 때의 마음이란 담백하고 솔직한 자기 자신만의 마음을 말한다. 잠을 깬 마음과는 달리 꿈속에서는 자유롭다. 꿈속에서 사람들은 자기 자신으로 돌아온다. 꿈속에서는 아무 간섭도 받지 않고 자유롭게 행동한다. 진짜 자신의 숨겨진 속 모습이 드러나는 것이다. 왜 그런 꿈을 꾸는지 생각해보면 자신의 숨겨진 마음을 볼 수 있다.

셋째, 깊이 잠을 잘 때의 마음이란 아무것도 나타나지 않는 의식 저편의 마음이다. 모든 의식적인 것을 넘어서는 근원적인 마음 상태다.

근원적인 마음은 본래 알 수 없는 마음이다. 다만 일부분이 꿈을 통해 간접적으로 의식에 나타날 수 있다. 의식 저편의 문제로 마음에 병이 발생하는 경우가 많다. 그럴 때에는 꿈을 통해 의식 저편을 살핀다. 의식 저편의 문제가 꿈을 통해 모습을 드러내면, 숨은 의미를 분석하고 해결의 실마리를 찾아내 치료한다. 병든 마음을 건강하게 만드는 방법이다.

한편 무의식적으로 이루어지는 실언이나 실수도 무의식을 드러내는 역할을 할 수 있다.

04
불면증

건강의 일 번지는 수면

모든 문제는 초기에 바로 잡아야 한다. 초기에 바로 잡으려면 정상적이지 못한 잠에 대하여 잘 알아야 한다. 잘 알고 있다가 조금이라도 정상에서 벗어나면 즉시 바로잡아야 한다. 개선을 위해 노력했어도 나아지지 않는다면 바로 한의원에서 전문치료를 시작하는 것이 좋다. 불면증을 치료하지 않으면 결국 심각한 병에 걸리기 때문이다. 건강을 지키기 위해서 잠의 관리는 너무나도 중요하다. 하지만 이상하리만치 국민들은 불면증에 관심이 없다. 잠과 불면증에 대하여 관심도 없고 잘 모르시니, 아주 심각한 불면증에 시달리는 경우를 제외하고는 대부분 자신이 잘 자는 것으로 오해한다.

몸이 불편하거나 질병을 앓고 있는 경우에 필자는 항상 수면상태부터 확인한다. 수면 상태를 물어보면 처음에는 한결같이 잠을 잘 잔다고 대답한다. 하지만 건강하지 못한 사람이 잠을 잘 잘 수 없다. 필자가 '무언가 이상하다?'고 생각하고 다시 자세히 물어보면, 거의 모든 분이 잠에 문제가 있다.

한 번은 이러한 일이 있었다. 환자분이 자신이 잠을 잘 주무신다고 말씀하셨다. 하지만 전체적인 정황상 수면에 문제가 있어야 하는 상황이었다. 자세히 물어보니 코를 심하게 골고 수면무호흡증도 있었다. 수면무호흡증까지 있는데, 어떻게 숙면을 취할 수가 있겠는가. 자세히 물어보니, 잠을 자주 깬다는 것이다. 그런데 왜 숙면을 취하신다고 말씀하셨느냐고 물으니, 팔에 차는 만보기가 숙면을 취한다고 진단해주었단다. 만보기에 수면상황을 확인해주는 기능이 있는데, 숙면으로 기록된 것이다. 자세히 살펴보니 만보기는 자는 중에 화장실을 다녀오는 정도의 큰 움직임은 확인하지만, 작은 움직임을 표시하지 않는단다. 잠을 깨기만 하고 크게 움직이지 않으면 만보기가 잠을 잘 자는 것으로 진단하는 것이다. 기본적으로 정상적인 잠에 대한 이해가 부족해서 발생한 오해다.

감염이나 외상의 급성병을 제외하고는 거의 모든 질병이 잠의 문제로 인해 발생하거나 심해진다. 수면장애를 개선하지 않으면 질병이 잘 낫지 않는다. 수면장애가 치료를 방해하기 때문이다. 하지만 잠이 중요하다는 사실을 환자분들이 너무도 모른다. 아니 관심조차 없다. 어떤 것이 좋은 잠인지도 모르고, 자신이 어떻게 잠을 자고 있는지도 모른다. 건강해지려면 먼저 '잠에 투자 좀 하라.'고 하면, 잠에 투자할 여유가 없다고 하소연한다. 잠에 투자하지 않으면 절대 건강해질 수 없다는 것을 명심하시길 당부한다. 상태가 나쁠수록 빨리 치료하는 것이 중요하다.

불면증이란?

　정상적인 수면은 중간에 한 번씩 뒤척이지만 깨지는 않고, 꿈도 꾸지 않고 깊이 잠드는 상태로 매일 7~9시간의 연속적인 수면을 취하는 것이다. 이렇게 자고 난 후에는 더는 자기 싫어질 정도로 새롭게 충전되는 것을 기준으로 한다.

　만약에 특별한 이유 없이 이 기준을 벗어나면 불면증이 된다. 잠을 자려 해도 30분 이상 잠들지 못하거나 수면시간이 6시간 이하로 내려가거나, 9시간을 잤는데도 계속 졸리거나, 꿈을 꾸거나, 잠꼬대를 하거나, 중간에 잠을 깨거나, 의식이 희미하게라도 되돌아오거나, 주변의 인기척을 느끼는 것은 모두 불면증의 범주에 들어간다. 또한 코를 심하게 곤다면 불면증의 범주에 넣을 수 있다.

　처음에 잠들기 어려운 입면장애가 불면증의 19%를 차지하고, 수면 중 여러 차례 깨는 수면유지장애가 64%를 차지한다. 일반적으로 너무 피곤하거나 고민이 많거나 흥분되어 있으면 잠들기 어려운 입면장애에 걸리고, 몸이 불편하거나 질병이 있으면 수면상태를 지속하지 못하고 중간에 깨어나는 수면유지장애에 걸리게 된다.

　수면시간이 9시간을 넘어서도 수면이 부족한 것과 같은 불편을 겪는데, 9시간을 자도 수면이 충분하지 못하다는 사실을 되새겨 보면, 정상적인 수면활동이 이루어지지 않았다는 것을 생각해낼 수 있다. 이 또한 수면유지장애가 된다. 대체로 불면증이라고 하면 쉽게 잠들지 못하는 입면장애를 떠올리지만, 불면증의 대부분은 중간에 자꾸 깨는 수면유지장애가 차지한다. 더구나 수면유지장애가 수면의 질에 더욱 나쁜 영향을 끼친다. 입면장애는 단지 늦게 잠드는 것일 수도 있지만, 유지장애가 있으신 분들은 실제로 깊이 잠들지 못하기 때문이다. 따라서 유지장애가 있으신 분들이 낮에 더욱 많이 피곤하고 졸리고 불편함을 느낀다. 만약 자도 자도 졸린다면 먼저 수면유지장애부터 치료해야 한다.

너무 늦은 시간에 자는 것도 불면증의 원인이 될 수 있다. 단지 잠드는 시간이 늦어지는 것만으로도 잠을 방해한다는 의미다. 저녁시간이 됐다는 것만으로도 몸은 피곤해진다. 잠자는 시간이 늦어질수록 피로물질이 많이 쌓이고 몸과 마음이 많이 긴장된다. 늦은 시간까지 자지 않는다는 것은 이미 많이 피곤해진 몸에 다시 피로를 추가한다는 것을 의미한다. 이때에는 조금만 추가되어도 피로가 급상승한다. 이미 심해진 상태에서는 아주 조금만 추가되어도 큰 악영향을 끼칠 수 있기 때문이다. 심한 피로와 긴장은 잠의 활동을 방해한다. 잠의 효과가 약해지는 것이다.

불면증 중에서도 특히 나쁜 것들이 있다. 우선 야근이다. 밤에 일하고 낮에 자는 경우다. 잠을 자야 할 시간에 자지 않고 일하거나 노는 것이다. 내장된 생체시계와 반대로 생활하는 경우다. 야근보다 더 나쁜 것은 근무 시간이 주야로 바뀌는 것이다. 3교대를 예로 들 수 있다.

주야로 바뀌는 생활이 내장된 생체시계에 혼란을 주는 경우다. 주야로 바뀌는 것보다 더 나쁜 것은 주기도 없이 불규칙하게 바뀌는 것이다. 생체시계에 극심한 혼란을 주는 경우다. 저녁에 자게 되어 있는 생체시계와 맞지 않는 잠은 혹 잘 수 있더라도 질에 문제가 발생한다. 양질의 잠을 잘 수 없는 것이다. 생체시계가 극심하게 혼란해지면 양질의 잠에서 더욱더 멀어진다. 야간 활동으로 발생한 불면증은 비정상적인 생활리듬을 정상으로 바꾸는 것이 제일 좋은 치료법이다. 만약 바꿀 수 없다면 지속적인 불면증 관리가 필요하다.

멀리 외국여행을 갔을 때, 시차에 적응할 때까지 불면증에 시달리는 것도 같은 이치다. 이때에도 '불면증 잡는 보약'으로 에너지와 영양을 보충해주면 시차 적응이 빨라진다.

한편 생체시계와 분리된 생활은 잠뿐만 아니라 다른 생명활동에도 지장을 준다. 특히 조절능력에 가장 먼저 피해를 준다. 여기에 더하여 면역력과 치유력이 극심한 피해를 입는다. 임상에서 보면, 수면장애가 있으신 환자분들은 모든 질환에서 치료경과가 좋지 않다. 이런 분들에게는 수면장애의 개선이 최우선 과제다. 수면부터 좋아지게 해야 한다.

05
누가 못 자게 하는가?

　잠을 방해하는 문제들은 크게 몸의 문제와 마음의 문제, 환경의 문제와 습관의 문제로 구성된다. 몸의 문제는 약해진 몸의 문제와 병든 몸의 문제와 독소에 찌든 문제로 나뉜다.

▌전체적인 틀 속에서 이해하자

　한의학의 특징은 인체를 통합적으로 관찰하고 이해한다는 것이다. 몸과 마음을 통합하고, 수많은 세포와 조직과 기능들을 통합하여 관찰하고 이해한다. 따라서 불면증도 여러 부분이 작용하여 통합적으로 만들어지는 것으로 이해한다. 홀로 분리되어 존재하는 것으로 보지 않는다. 인체는 마치 하나인 것처럼 서로 밀접하게 연결되어 활동한다. 어느 부분에 문제가 발생하면 전체적인 조화가 깨지고, 조화가 깨지면 그 영향으로 수면에도 문제가 발생한다. 또한 수면에 이상이 오면 전체적인 조화가 깨지고 그 영향으로 여러 부분에 이상이 발생한다.

　생명 활동의 중심은 호흡, 소화, 배설, 수면, 욕망성취다. 이들은 하나의 기능계처럼 항상 함께 작용한다. 하나의 대사에 장애가 발생하면 그 영향으로 다른 대사들도 장애가 발생하고, 다른 대사들에 장애가 발생하면 다시 그 하나의 대사에도 장애가 발생한다. 예를 들어 소화가 안 되면 대변에도 문제가 오고 수면에도 문제가 온다. 대변에 문제가 발생하면 소화도 안 되고 수면에도 문제가 온다. 이렇듯이 불면증은 몸의 상태와 서로 연결되어 발생하는 것이다. 예를 들어 마음이 불편해도 못 자고, 소화가 안 돼도 못 자고, 어디가 아파도 못 자고, 열이 많아도 못 자고, 추위를 많이 타도 못 잔다. 반대로 이러한 문제들이 해결되면 다시 잘 자게 된다. 따라서 불면증은 전체적인 몸과 마음의 상태와 밀접한 관계를 맺고 있다. 전체적인 몸과 마음의 상태를 떠나서 따로 원인을 찾는다면 결코 찾을 수 없게 된다. 그저 나빠진 몸과 마음의 문제를 해결하여, 전체적인 건강을 회복시켜주면 가장 빠르게 불면증은 치료된다.

더욱 자세히 살펴보자. 병의 원인은 두 가지의 경우로 구분된다. 질병의 원인이 중요한 경우와 원인이 중요하지 않은 경우이다.

원인이 중요한 경우는 급성병을 치료할 때다. 급성병은 병과 원인의 인과관계가 분명하다. 이때에는 원인을 해결하면 그 자체로 병이 치료된다.

원인이 중요하지 않은 경우는 만성병을 치료할 때다. 만성병은 병과 원인의 인과관계가 분명하지 않다. 또한 원인이 간단하지도 않고 명확하지도 않다. 다양한 원인들이 서로 복잡하게 얽혀있기 때문이다. 이 경우에는 원인을 찾기도 어렵고 제거하기도 어렵다. 원인이 간단하고 명확하면 원인을 찾아 치료하는 것이 효과적일 수 있지만, 복잡해진 이후에는 한 가지 원인이나 한 부분의 문제를 해결한다고 병이 치료되는 경우는 드물다. 따라서 원인을 찾는 것보다는 가장 효과적인 치료의 방향과 순서를 찾아내는 것이 중요하다.

한편 대부분의 만성병은 생활방식의 문제와 관련이 있다. 따라서 잘못된 생활방식을 교정하면 치료효과도 높아지고 예방효과도 얻을 수 있다. 이 경우에도 잘못된 부분을 세세하게 찾기보다는 곧바로 건강한 생활의 큰 틀을 실천하는 것이 더욱 중요하다. 건강한 생활의 첫걸음은 충분한 수면과 소식과 채식이다.

불면증의 경우에도 초기에 원인이 분명할 때는 원인이 중요할 수 있지만, 오래됐을 경우에는 몸의 전체적인 건강을 회복하는 것이 중요해진다.

▌약해진 몸이 못 자게 하지

'허로', '노화(갱년기)'가 못 자게 한다.

허로는 오랜 과로로 몸과 마음이 모두 지친 상태다. 에너지와 영양은 부족하고 생명활동을 방해하는 노폐물이 과다하게 쌓여있다. 생명활동이 전반적으로 부족하므로 수면활동도 이루어지지 못한다.

노화는 나이가 들면서 생명활동이 약해지는 것이다. 허로의 현상과 같다. 생명활동이 전반적으로 부족하므로 수면활동도 이루어지지 못한다. 갱년기의 불면증도 노화로 발생한다.

병든 몸이 못 자게 하지

'통증', '순환장애', '속열', '위장장애', '야뇨', '비염', '축농증', '이명', '독소', '감염', '감기 후유증', '외상' 등이 못 자게 한다. 이 외에도 너무나 다양한 문제들이 있다. 쉽게 말해서 몸을 불편하게 만드는 모든 원인이 다 불면증을 유발할 수 있다.

독소가 못 자게 하지

독소는 기생균(충), 울, 담음, 어혈 같은 기운이나 물질이다. 해로운 기운이나 물질들이 몸을 불편하게 만들고, 불편해진 몸이 정서를 흥분시켜 수면을 방해한다.

피로는 피로물질을 만들어낸다. 담음과 어혈을 더욱 가중시킨다. 생명활동을 방해하고, 수면활동을 방해한다. 한편 피로가 쌓이는 과정에서 에너지와 영양의 과소비가 일어난다. 오랫동안 계속되면 허로가 된다.

병든 마음이 못 자게 하지

잠 못 드는 마음은 욕망이 좌절되고 억압된 마음이다. 욕망이 좌절되고 억압되면, 억울하고 상처받고 갈등하고 불안해진다. 마음에 병이 들고 잠을 못 잔다. 또한 마음에 병이 있으면 불필요한 곳에 에너지와 영양을 낭비하게 된다. 에너지와 영양의 부족이 불면증의 원인으로 작용한다.

잠을 자려면 하루의 일과를 몸뿐 아니라 마음으로도 모두 마쳐야 한다. 그러기 위해서는 낮에 발생한 마음의 불편 함들을 모두 해소해야 한다. 마음부터 모든 일과를 끝내야 한다. 만약 낮의 일과를 더 지속하고자 하는 바람이 조금이라도 남는다면 쉽게 잠들지 못하게 된다.

▌나쁜 잠자리가 못 자게 하지

적절하지 못한 온도와 습도는 수면을 방해한다. 예를 들어 냉체질이 추운 방에서 자거나, 열체질이 더운 방에서 자거나, 습체질이 습도가 높은 방에서 자거나, 건조체질이 건조한 방에서 자면 숙면을 취하지 못한다.

소음과 빛의 차단되지 않으면 숙면을 방해한다.

같이 자는 사람이 코를 골거나, 불면증이 있어서 인기척을 자꾸 내면 숙면을 취할 수 없다.

▌나쁜 습관이 못 자게 하지

커피, 차, 에너지드링크 등을 많이 마시면 수면을 방해한다. 각성제가 들어있기 때문이다. 예로부터 정신을 차리거나 잠을 적게 자려고 할 때, 차를 마셨다. 그런 이유로 졸음을 이겨내야 하는 선비나 스님들이 애용하였다.

낮의 육체적 활동이 부족하면 수면을 방해할 수 있다. 낮의 적당한 활동량은 적절한 피로를 유발하여 수면을 유도한다.

낮잠을 30분 이상 자면 저녁잠을 방해한다. 정상적인 수면패턴을 교란시킬 수 있기 때문이다. 일어나지 않고 계속 누워서 빈둥거리는 것도 문제가 된다. 깨어도 일어나지 않고, 계속 잠을 청하면 수면이 불규칙해진다. 일어나는 시간이 불규칙해지면 잠드는 시간도 불규칙해진다.

06
잠 안 자는 것이 이렇게나 나쁘구나!

펜실베니아 대학교의 데이비드 디지스 박사가 성인의 수면시간을 하루 6시간까지 줄이는 실험을 진행했는데, 2주까지는 이들의 모습이 나름대로 괜찮았지만, 시험이 진행될수록 하루 24시간을 꼬박 자지 않은 사람과 같은 상태가 되었다고 한다. 잠자는 시간을 아까워하며 수면시간을 줄이려고 하는 분들이 많이들 있다. 하지만 정말 잘못된 생각이다. 잠자는 시간은 의미 없이 낭비되는 시간이 아니라 다음날을 활기차게 살도록 해주는 투자의 시간이다. 잠을 줄이면 수치상으로는 활동 가능한 시간이 늘어나겠지만, 실제 제대로 일할 수 있는 시간은 오히려 줄어든다. 피곤한 상태의 낮시간을 늘리는 것보다, 잠을 정상적으로 자고 활기찬 하루를 보내는 것이 좋다. 더욱 많은 시간을 활용하고 더욱 많은 일을 할 수 있기 때문이다. 더구나 수면부족이 지속되면 질병의 주요 원인으로 작용한다. 주말에 충분한 수면을 취해 주중의 부족했던 부분을 채우더라도, 주중의 수면 부족이 건강에 미친 악영향은 해소되지 않고 계속 축적될 수 있다.

불면증은 모든 문제의 원인으로 작용할 수 있다. 불면증이 모든 생명활동을 방해하고 약하게 만들기 때문이다. 어떠한 문제든지 불면증이 있으면 더욱 심해지고, 난치병으로 진행되기 쉽다. 어떠한 문제든지 불면증을 함께 지니고 있으면 치료가 어렵다. 불면증은 모든 건강상 문제의 시작이며 끝이라 볼 수 있다. 치료할 때에도, 불면증을 먼저 개선해야 한다. 병이 나았더라도 불면증이 남았다면, 불면증까지 마무리를 지어야 한다.

하지만 불면증에 대한 배려가 너무나 부족하다. 아니, 자신이 불면증을 앓고 있다는 사실 자체도 모르며 사는 경우가 대부분이다. 건강 문제에 대해 한참을 이야기를 하다가, '혹시 잠은 잘 자니?'라고 묻는 필자의 질문에 답하면서 비로소 자신의 잠에 문제가 있음을 알게 된다. 수면의 중요성에 대해서도 너무나 모르고, 수면과 질병과의 관계에 대해 너무나 모른다. 사람들과 이야기를 하면 할수록, 불면증을 겪고 있는 사람들이 주변에 너무나 많지만, 누구도 불면증을 인식하지 못하고 배려도 하지 않음을 알게 된다.

한 예로 셋이서 같이 어떤 작업을 하면서 이 이야기 저 이야기를 하다가, 한 사람이 자신의 공복 혈당이 '142'로 나왔다는 것이다. 그래서 "잠은 잘 자니?"하고 물으니 처음엔 "잘 잔다."고 대답했다. 필자가 '이상한데?'라고 생각하면서 자세히 묻기 시작했다. 결국, 하는 말이 "하루에 7시간은 자지만 중간에 3번 이상 깬다."는 것이다. 3번 이상 잠을 깬다면 수면유지장애로 분류되는 불면증이다. 불면증이 있으면 당연히 혈당이 오르게 되어 있다. 같이 작업하던 다른 사람도 "요새 피곤해서 일찍 잠들지 못한다."는 것이다. 입면장애로 분류되는 불면증이다. 당연히 잠이 부족하니 얼굴이 핼쑥해 보였다. 건강과 관계된 일을 하시는 분들이지만 불면증의 심각성에 대하여 하나도 모르는 눈치다. 수면장애로 인해 얼마든지 당뇨병이 발생할 수 있다. 당뇨병 초기에 불면증이 있다면, 가장 먼저 할 일은 불면증을 치료하는 것이다. 불면증이 치료되면 당뇨는 저절로 나을 수 있기 때문이다.

잠을 못 자면 신경이 흥분한다. 신경이 흥분하면 교감신경계가 항진하게 된다. 교감신경계가 항진하고 그 항진이 계속되면 비만 당뇨 고지혈증 고혈압이 발생하고, 급기야는 암도 발생할 수 있다. 비만 당뇨 고지혈증 고혈압이 발생한 지가 얼마 안 되었다면, 수면장애를 살펴보고 수면장애가 있다면 수면장애를 먼저 개선해야 한다. 수면만 개선되어도 위의 증상들이 많이 개선될 수 있다.

또 다른 예도 있다. 친구가 바쁜 일정을 소화하느라 하루에 2~4시간 정도를 잔단다. 수면시간이 절대적으로 부족하다. 생활에 문제가 있으면 건강한 사람도 결국 병이 생긴다. 반대로 생활을 잘하면 병든 사람도 결국 건강해진다. 필자가 '너 그렇게 생활하면 기간의 차이만 있을 뿐 틀림없이 병 생긴다.'고 말했는데, 얼마 후 친구에게서 전화가 왔다. 주변에서 갑상샘에 문제가 있어 보인다고 해서 검진을 받으러 간단다.

검진을 받는 것도 좋지만, 검진보다 먼저 해야 할 일은 수면량을 정상적으로 늘리는 것이다. 수면이 부족해서 발생하는 질병은, 먼저 수면을 정상으로 돌린 후에 변화를 지켜보고 판단하는 것이 중요하다. 수면의 문제를 질병의 문제로 오해할 수 있기 때문이다. 만약 수면을 정상으로 늘리고 나서 저절로 질병이 없어진다면, 질병의 문제가 아니고 수면의 문제다. 수면을 정상으로 늘려도 질병이 없어지지 않는다면 수면의 문제가 아니고 진짜 질병의 문제다. 따라서 수면을 늘린 후에도 질병이 없어지지 않을 때, 검진을 해야 의미가 있다.

검진결과 갑상샘에는 문제가 없지만, 콜레스테롤치가 높고 당뇨 초기증상이 보인단다. 이러한 증상들은 수면이 부족할 때 나타날 수 있는 대표적인 증상들이다. 수면이 부족한 상태가 계속되면 신경세포들이 흥분하게 된다. 신경세포가 흥분되면 혈액 속의 당이 늘어나고, 늘어난 당 일부가 지방으로 바뀌게 되므로 당연히 혈당과 콜레스테롤 수치가 함께 오를 것이다.

이때에는 수면을 원인으로 잡고 그 원인을 치료하면 치료과정이 간단하지만, 원인을 무시하고 증상의 안정만을 목표로 삼아 대증치료를 한다면, 당뇨 치료와 콜레스테롤 치료를 각각 다르게 해야 할 것이고, 따라서 치료과정이 복잡해질 것이다.

당연히 좋은 치료는 잠을 충분히 자는 것이다. 잠을 충분히 자면서 몸의 반응을 살펴야 한다. 서서히 당과 콜레스테롤치가 안정되면 치료가 될 것이고, 만약에 안정이 안 된다면, 다른 문제를 함께 고려하면서 치료해야 한다.

한편 당뇨를 치료할 때는 가장 먼저 응급질환인지 아닌지를 구별해야 한다. 혈당의 수치가 너무 높은 경우는 응급질환이다. 가장 먼저 수치를 내리는 것이 중요하다. 수치가 안정된 후에 다른 요소들을 고려하여 치료한다. 응급질환이 아닌 경우에는 여유를 가지고 치료할 수 있다. 이때에는 가장 기본적인 생명활동들인 '흡수, 소화, 배설, 수면, 호흡' 등을 먼저 살펴야 한다. 생명활동에 문제가 있다면, 우선 그것들을 치료해야 한다. 만성적인 질환들은 생명활동이 치료되면 나머지 증상들은 저절로 소멸하는 경우가 많다. 따라서 당뇨병일지라도 생명활동에 문제가 있다면, 생명활동을 먼저 치료해야 한다. 생명활동이 치료되면 당뇨병이 저절로 나을 수 있거나 당뇨병을 관리하는 데 많은 도움을 준다. 만약 생명활동에 문제가 없다면, 혈당의 수치만을 대상으로 치료하는 대증치료를 해도 된다.

불면증에 대한 이해를 돕기 위해 불면증이 유발하는 주요 문제들을 간략하게 살펴본다.

▌마음병을 악화시킨다

불면증이 있으면 마음과 관련된 모든 문제는 더욱 악화된다. 마음병의 자가적인 치료가 주로 수면 중에 일어나기 때문이다. 마음의 상처들은 수면 중에 일어나는 정리활동과 꿈을 통해서 해소된다. 일부는 정리를 통해 망각의 저편으로 사라진다. 일부는 꿈속에서 이루어지는 '대리 충족'을 통해 해소된다. 만약 수면이 정상적으로 이루어지지 않는다면, 마음의 문제들이 해결되지 못한다. 해결되지 못하면 기존의 문제들에 또 다른 문제들이 추가되어 축적된다. 마음의 문제가 한층 심해진다.

▌면역력을 떨어뜨린다(암, 대상포진)

수면은 낮의 활동에 사용되어 부족해진 영양과 대사촉진물질들을 다시 생산하고, 낮의 활동으로 손상된 세포와 조직들을 재생해준다. 수면이 부족해지면 몸이 회복되지 못한다. 회복되지 못하면 면역력도 약해진다. 면역력 저하의 가장 강력한 원인은 수면부족이다. 면역력의 상태와 수면의 상태는 항상 긴밀하게 연결된다. 수면이 좋으면 면역력도 좋고 수면이 나쁘면 면역력도 나빠진다.

면역활동은 DNA를 수리하거나 병든 세포들을 제거하고, 낮에 만들어진 노폐물들을 분해하고 병원균을 살해한다. 수면이 부족해지면 이러한 면역활동에 장애가 일어난다. 특히 고장 난 세포들이 제거되지 못하면 암의 발생확률이 늘어난다. 신경계에 잠복한 병원성 미생물을 억제하지 못하면 대상포진이 발생한다. 대상포진 환자분들을 살펴보면 대부분 불면증을 앓고 있다.

▌피로(무기력)를 만든다

잠잘 때 낮에 활동하면서 방전되었던 에너지를 충전한다. 수면이 부족하면 충전되지 못하므로 기운이 없다. 회복되지 못한 상태에서 다시 일을 하면 피로가 쌓이고 더욱 심해진다.

졸릴 때는 천하장사도 눈꺼풀을 들지 못한다는 말이 있다. 다시 말해서 졸릴 때가 제일 기운이 없고 피곤하다. 수면이 부족하면 졸린다. 따라서 수면이 부족할 때 가장 기운이 없고 피곤하다.

너무 기운이 없을 때 잠깐이나마 자면 기운이 난다. 피곤하거나 기운이 없는 것을 졸리는 것으로 이해할 필요가 있다. 피곤하거나 기운이 없으면 가장 먼저 잠을 충분히 자도록 노력하자.

▌비만, 당뇨, 고혈압 등의 대사장애증후군을 만든다

수면 부족은 비만, 당뇨, 고혈압을 초래한다.

갑자기 체중이 늘었다는 환자분들을 살펴보면 수면장애로 인해 발생한 경우가 대부분이다.

당뇨 환자들의 권장 수면 시간이 8시간인데, 이보다 적게 자면 당뇨병이 악화된다. 인슐린 저항성이 높아져 혈당치 조절이 어려워지고, 더 뚱뚱해지기 때문이다. 반대로 나빴던 수면이 개선되면 혈당이 안정된다.

수면이 부족해지면 신경이 긴장하고 흥분된다. 흥분이 혈압을 상승시킨다.

▌심장병 위험의 증가

수면 부족은 심장병을 초래할 가능성이 높다. 특히 5시간 이하로 잠을 자면 관상동맥에서 칼슘의 수준이 높아져, 심장병의 위험을 증가시킨다. 심장병 환자분들을 살펴보면 대부분 불면증을 지니고 있다.

▌피부 노화 촉진

수면시간에는 말초혈관의 혈액순환이 극대화된다. 잠자는 동안에 단백질이 합성되고, 호르몬과 대사촉진물질이 생산된다. 이러한 영양물질들이 피부세포까지 원활히 공급된다. 이를 바탕으로 손상된 피부세포를 재생한다. 잠을 푹 자면 말초순환이 잘 이루어져 피부가 좋아진다. 수면이 부족하면 피부의 재생활동이 약해져 노화가 촉진되고, 피부질환이 개선되지 못한다.

▌조절능력 저하

신경계는 조절하는 기능을 담당한다. 신경계의 휴식은 수면으로 이루어진다. 수면이 부족하면 신경계가 충분히 쉬지 못한다. 쉬지 못하면 약해진 기능이 회복되지 못한다. 회복되지 못한 신경계가 조절 기능을 수행하지 못하게 된다. 환경의 변화에 따라 몸의 상태를 조절하는 능력이 약해진다. 체온조절과 감정조절이 잘 안 되고, 혈압 당뇨 등의 조절대사에 부담을 준다.

▌집중력저하

수면 부족은 신경을 흥분시키고 집중력을 떨어뜨려, 학습능력과 작업능력을 약화시킨다. 수면이 부족한 상태에서는 교통사고나 산업재해 위험이 1.5~2배 증가한다.

▌시력저하(안구건조증 악화)

수면시간에 눈은 빛으로부터 해방된다. 눈과 시각세포들이 휴식을 취하는 것이다. 휴식을 취해야 할 수면시간에 이루어지는 시각활동은 해로움이 더욱 심하다. 이미 피로가 많이 쌓인 상태에서 또다시 피로가 추가되므로 해로움이 극심해진다. 해로움이 커진 만큼 회복이 어려워진다. 따라서 늦은 밤에는 가능한 눈의 활동을 쉬어야 한다. 불면증으로 잠을 못 자는 경우에도 눈이라도 감고 휴식을 취하는 것이 좋다.

또한 안구건조증을 악화시킨다. 잠이 부족하면 교감신경이 긴장하여 분비활동이 억제되기 때문이다.

시력이 갑자기 저하되거나 안구건조증이 심할 경우에는 일찍 자는 것이 가장 좋은 관리법이다.

▌근육긴장과 근골격계의 약화

깊은 수면시간에 근육은 최대한 이완된다. 근육이 휴식을 취하는 것이다. 불면증으로 깊은 수면에 도달하지 못하거나, 깊은 수면이 짧아지면 근육이 휴식을 취하지 못하고 피로가 쌓인다. 피로가 쌓이면 근육이 약해지고 탄력을 잃는다. 근육이 뭉치고 수축된다. 수축되면 다양한 통증들이 발생한다.

근육이 약해지면 관절을 보호하지 못한다. 힘줄, 인대, 연골이 약해진다. 충격에 취약해진다. 잘 다친다. 관절주위에서 통증이 발생한다.

▌성장저하

성장기에는 성장호르몬이 필요하다. 성장 호르몬은 수면 초기인 '황금 수면 시간대'에 분비된다. 따라서 잘 크려면 일찍 푹 많이 자는 것이 중요하다.

수면이 부족하면 호르몬 체계에 혼란이 일어난다. 그 과정에서 성적 조숙이 나타날 수 있다. 성적 조숙은 성장하는 기간을 짧아지게 한다. 결과적으로 성장을 방해하게 된다.

07

잠들기 위하여

▋한의학의 불면증 치료의 역사

우선 한의학에서 불면증을 어떻게 치료하였나를 살펴보자. 한의학은 BC 200년경에 형성된 '황제내경' 시대부터 잠을 다루었고 불면증을 치료하였다. 특히 AD 220년경에 형성된 '상한론' 시대부터 처방약을 이용하여 불면증을 전문적으로 치료하였다. 이처럼 한의학의 전문적이고 체계적인 불면증 치료의 역사는 아주 오래되었으며, 불면증 치료에 대한 경험의 축적이 아주 방대하다. 한약을 이용하여 치료하였다.

▋불면증은 한약으로 치료한다

글자에 숨어 있는 한약의 의미

'한약'이라는 단어에 숨은 약의 의미를 살펴본다. 한의학에서의 약의 의미를 이해하게 될 것이다. 한약의 약을 한자로 쓰면, '藥'이다. 한자를 풀어보자. 풀 '초'와 즐거울 '락'으로 구성된다. 풀을 먹고 즐거워지는 것이다. 따라서 풀과 나무만 진정한 약이 될 수 있다. 실제로 식물성 약제들은 높은 효과에 비해 거의 독성이 없다.

한약은 주로 풀과 나무로 이루어졌다. 식물성 위주로 구성되고, 동물성 광물성도 일부 포함한다. 식물성 약재와 달리 동물성 광물성의 약재들은 상대적으로 독성을 지니는 경우가 있다. 특히 일부의 광물성은 중독을 유발할 우려가 있다. 독성이 없다 하더라도 소화에 장애를 일으키고 식욕을 떨어뜨릴 가능성이 있다.

여기서 생각해보자. 양약은 대부분 합성화학물질로서 광물성이다. 광물질의 양약은 진정한 약이 될 수 없다.

풀과 나무를 먹고 즐거워지는 것이 진정한 약이다. 독성이나 소화장애나 부작용이나 중독증상이 전혀 없는 풀과 나무로만 이루어져야 한다. 이렇게 만들어진 진정한 약은 한약에서만 찾을 수 있다.

이러한 이유로 생일체질한의원에서는 음식처럼 편안하고 안전하면서도 전문치료 효과를 충분하게 발휘하는 풀과 나무로 구성되는 보약재만 처방하고 있다. 그래서 '보약으로 불면증 잡기'를 할 수 있게 된 것이다.

치료가 어려운 중증 환자들이 보약을 복용하고 낫는 과정을 지켜보면서, 농담처럼 하는 소리가 있다. "참 신기하고 이상한 일이지. 어떻게? 음식같이 순한, 말린 채소 같은 한약을 그냥 먹는 것도 아니고, 100℃ 무압력 약탕기에 달여 먹는 것만으로 이렇게 좋아질 수가 있나!" 한의사의 입장에서는 너무 당연한 일이지만, 정말 놀라운 일이 아닌가?

▌한약의 치료과정

한의원에서 이루어지는 치료과정의 이해를 돕기 위하여 간단히 설명한다. 먼저 진찰을 하고 병의 원인을 규명하고, 질병상태를 진단한다. 진단결과에 따라 치료방침을 세운다. 치료방침에 따라 처방한다. 처방은 진찰과 진단과 치료방침을 바탕으로 이루어지는 것이다.

치료방침을 정하는 순서를 살펴본다. 먼저 병이 난 몸을 중심으로 정상화시켜주는 것을 우선할 것인지. 아니면 불편한 증상을 중심으로 치료하는 것을 우선할 것인지를 정한다. 다음으로 몸이 전체적으로 약해진 탓으로 병이 온 것인지, 아니면 몸이 약해지지 않은 상태에서 독소의 문제 때문에 병이 온 것인지를 판단한다. 다음으로 체온을 내리고 흥분을 가라앉히는 치료를 할 것인지, 아니면 체온을 올리고 활력을 높이는 치료를 할 것인지를 정한다. 다음으로 신체의 어느 부위의 문제로 질병이 발생한 것인지를 판단한다. 이 모든 것을 잘 판단한 후에 비로소 처방한다.

처방된 한약이 불면증 치료의 중심이다. 그중에서도 약해진 몸을 보충해주는 '보약'이다. 한의학으로 불면증을 치료할 때, 최대의 장점이 발휘되는 부분이다. 따라서 책의 제목을 '보약으로 불면증 잡기'로 정하고 보약을 중심으로 삼아 설명하는 것이다. 이때 생일체질을 이용하면 그러한 장점을 극대화 시킬 수 있다.

보약의 중요성을 이해하려면, '몸이 약해졌다'는 의미를 잘 이해해야 한다. 몸이 약해졌다는 것은 이미 심각한 질병에 걸렸다는 것을 의미한다. 넓게는 '허로병'에 걸린 것이고 나누어보면 '기허병' '혈허병' '음허병' '양허병'에 걸린 것이다. 기허병에는 기허병을 치료해주는 전문치료제인 보기약을 복용해야 효과를 얻을 수 있고, 혈허병에는 혈허병을 치료해주는 전문치료제인 보혈약을 복용해야 효과를 얻을 수 있고, 음허병에는 음허병을 치료해주는 전문치료제인 보음약을 복용해야 효과를 얻을 수 있고, 양허병에는 양허병을 치료해주는 전문치료제인 보양약을 복용해야 효과를 얻을 수 있다.

한약(보약) 이외에 침치료의 도움을 받을 수 있다. 다른 치료법들은 보조적으로 이용한다. 보조적인 치료법만으로는 효과를 기대할 수 없다. 단지 한약(보약)치료에 도움을 줄 수 있을 뿐이다.

▌보약 해독약 대증약으로 구성

질병은 건강하던 사람이 몸이 나빠지고 불편한 증상들이 나타나는 것이다. 건강한 상태, 나쁜 상태, 증상발현의 순서로 진행한다. 과정이 3단계로 구성되므로 치료방법도 3가지로 구분된다. 건강한 상태에서 이루어지는 예방의학(회복의학 포함)과, 나쁜 상태를 바로잡는 근본치료, 증상을 없애주는 대증치료다. 대증치료는 양방치료와 비슷하다.

이 중에서 진짜 질병 단계는 나쁜 상태와 증상발현의 단계이다. 나쁨은 몸의 상태고, 증상은 겉으로 드러나는 문제들이다. 몸의 상태는 정기허(좋음이 부족)와 사기실(나쁨이 많음)로 구성된다.

한약 치료의 중심은 나쁜 상태를 좋은 상태로 바꾸어 주는 것이다. 좋음을 늘리는 것이 보(충)하는 치료고, 나쁨을 줄이는 것이 해독치료다. 만약 증상을 없애는 것이 급한 상황이라면 대증치료를 먼저 한다. 대표적인 급한 상황은 응급상황이다. 대증치료의 대표적인 예가 응급실 치료다.

보(충)하는 치료는 보약을 이용한다. 해독치료는 해독약을 이용한다. 대증치료는 대증약을 이용한다. 따라서 한약치료는 '보약' '해독약' '대증약'으로 구성된다.

증상의 안정이 급하지 않은 상황에서 좋음이 부족한 상태라면 보약으로 보(충)하는 치료를 한다. 증상의 안정이 급하지 않은 상황에서 나쁨이 많은 상태라면 해독약으로 해독치료를 한다. 증상의 안정이 급한 응급상황이거나, 증상만 나타나고 몸의 상태에 문제가 없다면 대증약으로 대증치료를 한다.

한약 치료의 효과를 높이기 위해 침 뜸 부항 추나 물리치료와 생활관리와 마음공부를 모두 이용한다. 양방과의 협진이 치료범위를 넓혀 줄 수 있다. 특히 증상이 아주 심하거나 심각한 정신병을 앓고 있다면 양방의 적극적인 치료가 더욱 필요하다.

한약 처방의 어려움

한약을 처방할 때는 한의학의 폭넓고 깊은 전문지식, 정확한 진찰과 진단, 최선의 치료법과 처방의 선택이 모두 필요하다. 한 가지라도 빠지면 안 된다. 그 모든 것을 충족해야 비로소 효과가 나타난다. 그중에서 더욱 중요한 것은 처방이다. 정확하게 처방해야 한다. 조금이라도 부족하거나 어긋나면 효과가 나지 않는다.

예를 들어보자. 처음 처방된 한약을 먹고 별 효과를 못 봤다고 하여, 고민 끝에 처음의 한약과 거의 같은 한약을 처방하였음에도 아주 좋은 효과가 나타난 경우다. 두 번째 처방을 고민하는 과정에서 아무리 다시 생각해봐도 처음의 처방이 맞는 것 같았다. 처음과 똑같은 처방에서, 단지 두 가지 약재만 빼고 처방하였다. 단지 두 가지 약재만 뺀 것뿐인데 효과가 너무나 좋았다. 이래서 처방이 어려운 것이다. 수십 가지가 넘는 약물 중에서 한두 가지의 약물 변화만 주어도 아주 다른 효과가 나올 수 있기 때문이다. 다만 이 경우에는 두 번 연이어 복용하였으므로, 한 번의 처방으로는 복용량이 부족하고 두 번으로는 충분해져 효과가 나타났을 가능성도 있다.

이렇듯이 한약은 처방할 때마다 너무나 고민되고 힘든 과정을 겪는다. 쉽게 되는 것이 아니다. 이 책에서 불면증을 치료해주는 한약재와 한약 처방과 그 이용법을 간단하게 소개한다. 하지만 한의사가 아닌 경우에는 이것을 이용하여 스스로 처방을 하려고 노력하시지 않으시길 바란다. 기왕에 한약치료를 받기를 결정하셨다면 한의사에게 제대로 치료받는 것이 좋지 않을까? 경제적인 부분이 문제라면, 경제적으로 효율적인 치료에 대해 상담을 받으면 되지 않을까? 불면증을 치료하는 과정에서 한의학이 줄 수 있는 도움이 무엇인지를 이해하고, 한의원에서는 어떤 식으로 불면증을 치료하는지를 이해하는 쪽으로 마음을 두시면 좋겠다.

▌한약과 양약의 병행치료

한약은 단독으로 치료 효과를 얻을 수 있는 전문의약품이다. 모든 질병의 치료에 한약만 사용해도 매우 우수한 효과를 발휘한다.

다만 양약을 함께 이용한다면 한약의 활용 범위가 더욱 넓어질 수 있다. 응급한 경우에도 적용할 수 있고, 효과가 나타나는 속도도 높일 수 있다. 한약은 음식과 같은 천연물질이다. 음식을 섭취하면서 양약을 복용하듯이 한약을 섭취하면서 양약을 복용할 수 있다.

이와는 반대로 양약의 효과가 부족한 경우와 부작용이 나타나는 경우에 한약을 함께 복용할 수 있다. 한약이 양약의 효과를 강화하고 부작용을 줄여줄 수 있기 때문이다. 한약이 대사활동을 촉진하여 양약의 작용력을 높여줌으로써 효과가 강화된다. 한약에 함유되어 있는 유효물질이 양약의 유효물질과 합쳐져 작용력이 강화된다. 한약으로 몸의 저항력이 강화되면 양약의 부작용을 줄일 수 있다.

친한 후배 한의사와 한약과 양약의 병행치료에 관해 이야기하다가, 이미 양약과 한약을 병행하여 성기능장애의 치료 효과를 높이고 있는 한의사에 대하여 알게 되었다.

후배는 원칙파다. 노인 성기능장애에 한약을 처방하는 친구를 보고 처음엔 약간 실망했단다. 한약만으로 치료하기 어려운 질환이라고 생각했기 때문이다. 노인성 성기능장애는 자연스런 노화 현상이다. 치료하기 어렵다는 사실을 환자분에게 솔직하게 밝히고 치료하지 않아야 한다고 생각했단다. 그런 질환에 한약을 처방하였다는 말을 듣고는 양심적이지 못하다고 생각한 것이다. 이 부분에 대한 필자의 의견은 좀 다르다. 노인성 성기능장애의 완전한 치료는 어렵지만, 한의학적인 치료가 많은 도움을 줄 수 있다고 생각한다.

그런데 그 한의사가 "노인성 성기능장애로 비아그라를 한 번씩 드시는데, 보약을 복용하면서 비아그라를 드시는 거랑 단지 비아그라만 드시는 거랑 어느 것이 좋겠냐?"고 물으면서, "비아그라를 이용하지 않으면서 한약만을 복용하면 만족도가 떨어질 수 있지만, 한약으로 체력이나 정신력이나 정력과 관련된 기능들을 보강하면서 비아그라를 드시면, 환자분의 만족도가 아주 높아진다."고 말했단다.

수면제를 복용하시는 환자분들에게도 똑같이 적용될 수 있다. 필요한 경우에, 양약 수면제와 함께 한약을 복용하면 환자분의 만족도가 높아질 수 있다. 한약은 근본적인 문제를 치료해주는 장점이 있다. 수면효과를 도와주면서, 근본적인 치료가 함께 이루어지게 된다. 생명활동을 촉진해주는 한약의 작용으로 불면증이 치료될 뿐만 아니라 지치고 피곤하던 몸이 활력을 찾게 된다. 불면증으로 인해 이차적으로 발생하는 많은 불편함들이 빨리 개선된다. 결국, 한약을 함께 복용할 경우 환자분의 만족도가 아주 높아질 것이다.

암 치료의 경우에서도 같다. 양방의 암 치료를 진행하면서 한약을 복용하면 환자분들의 만족도가 높아진다. 항암제와 방사선의 부작용을 줄여주고, 수술 후유증을 최소화하고, 정상적인 생리활동을 촉진해주고, 체력과 면역력을 높여주고, 재발의 가능성을 줄여주기 때문이다. 그런 이유로 의료 선진국들이 암 치료 과정에서 한의학 치료를 권하는 경우가 많다.

다른 증상에도 이처럼 적용할 수 있다. 양방 치료 중에 전체적인 신진대사를 도와주는 한약을 복용하면, 몸 상태가 좋아지고 면역력이 높아지고 치료대사가 촉진된다. 따라서 치료과정의 불편함과 부작용을 줄여주고 치료 효과를 더욱 높여줄 수 있다.

일본에서는 출산한 후에, 병원의 양의사들이 약해진 몸의 기능을 회복시켜 주는 보약(한약)을 복용하라고 권한단다. 한약을 복용하면 면역력과 치유력이 좋아져, 빠르게 회복하고 출산 후유증을 예방하기 때문이다.

▌불면증을 치료하는 한약의 복용법

일반적으로 한약은 하루에 두 번이나 세 번을 복용한다. 증상을 빨리 개선할 필요가 있을 때는 세 번 이상을 복용한다. 아주 심할 때는 하루에 열 번까지 복용할 수 있다.

생일체질한의원에서는 공복에 하루 두 번 복용하는 것이 표준이다. 공복에 복용하는 것이 원칙이지만, 위에 자극을 줄 경우에는 식후에 복용한다.

불면증을 치료해주는 한약을 복용할 경우에 주의할 점이 있다. 수면을 촉진하거나 긴장을 풀어 주거나, 화병을 완화하거나 마음을 편안하게 해주는 약을 먹을 때는, 일시적으로 졸음이 쏟아지는 경우가 있다. 이때 환자분들이 오해를 많이 하신다. 졸음이 쏟아지는 것을 피곤하고 기운이 빠진다고 오해하는 것이다. 심한 경우 부작용으로 오해하시기도 한다. 하지만 부작용은커녕 아주 좋은 현상이다. 몸이 좋아지면서 나타나는 졸음 현상이기 때문이다. 불면증 치료가 아닐 때에도 많이 발생한다. 한약을 복용하면 몸이 회복되는 과정에서 졸리는 경우가 많다. 몸의 회복과정이 수면과정과 연결되기 때문이다. 이럴 때 바로 잠을 충분히 자면 치료 효과가 극대화된다. 또한 잠을 충분하게 자면 졸리는 증상은 곧 없어진다. 하지만 잠을 충분하게 잘 수 없다면 졸리는 증상이 당분간 지속될 수 있다. 환자분이 수험생이거나 직장인이거나 중요한 일을 담당하고 있다면, 마음껏 잠을 잘 수가 없을 것이다. 졸음은 오는데 잠을 자지 못하면 견디기가 너무 힘들다. 이런 경우에는 자기 전에만 한약을 복용하는 것이 좋다. 졸음으로 인한 방해를 받지 않으면서 불면증을 치료하는 방법이다.

▌한약치료를 도와주는 치료법들

1. 침치료

수면장애와 같은 내과성 질환은 한약이 제일 좋은 치료수단이다. 굳이 한약 이외에 좋은 치료수단을 찾는다면 단연 침치료가 좋다. 이용범위가 넓고 다양한 치료자극을 줄 수 있기 때문이다. 생일체질한의원에서는 불면증을 치료할 때 한약 복용과 함께 복부와 목과 어깨의 근육을 풀어 주는 침치료를 병행한다.

침치료 원리를 살펴보자. 목 근육을 '스트레스 근육'이라 부르기도 한다. 스트레스를 받으면 목 주위 근육이 뭉치기 때문이다. 이와 반대로 뭉친 근육을 풀어주면 스트레스가 일부 해소되기도 한다. 마사지할 때도 어깨 근육을 주로 풀어준다. 가장 많이 해주는 곳이다.

배는 부교감신경이 지배하는 대표적인 부위다. 배가 불편하면 마음도 긴장되고 배가 편안하면 마음도 긴장이 풀린다. 배를 편안하게 해주면서 긴장을 풀어주는 가장 간단한 방법은 복식호흡이다. 복식호흡은 위와 장의 운동을 촉진하여 몸과 마음을 편안하게 해준다.

따라서 불면증 치료에 침을 이용할 때도 목과 복부 주위를 주로 치료한다. 목 주위의 근육과 복부의 근육이 풀리면, 위장이 편안하고 혈액순환이 촉진되어 교감신경의 흥분을 안정시켜 잠을 잘 자게 해준다.

침치료 과정에는 재미난 효과가 숨어있다. 마음병의 치료효과다. 침치료와 관련하여 한의사들의 자소 섞인 말 중 '지정혈'이라는 것이 있다. 환자분이 지정해주는 대로 침을 놓아주는 것이다. 침치료는 침만을 이용한다. 침이외의 무언가를 인체에 넣어주는 것이 없다. 침으로 인체에 자극을 주고, 그 자극에 반응하는 활동을 이용하여 치료 효과를 얻는 것이다. 그렇다면 자극이 복잡한 것이 좋겠는가? 아니면 간결한 것이 좋겠는가? 당연히 간결한 것이 좋다. 정밀하게 자극해야 정확한 반응이 나타나기 때문이다. 하지만 일부의 환자분은 아픈 곳 모두에다 일일이 침을 찔러달라고 요구하신다. 침자리를 일일이 지정하는 경우도 있다. 지정한 대로 침을 놓아주지 않으면 불만이 많아져, 치료를 중단하신다. 어쩔 수 없이 지정한 대로 침을 놓아주게 된다. 한의사가 자신의 판단에 따른 가장 효과적인 치료를 못 하는 경우가 생긴다. 자신의 판단은 포기하고 환자분의 요구대로 치료하는 것이다. 하지만 여기에서도 순기능이 작용한다. 환자분의 마음병이 낫기 때문이다. 하고 싶은 것을 마음껏 하는 과정에서 마음병이 해소된다. 한의사가 지정혈을 일일이 다 놓아주면 환자분은 하고 싶은 것을 모두 성취하는 효과를 얻는다. 이때에도 처음 의도하던 침의 치료효과는 나타날 수 있다. 한결 가벼워진 마음이 통증을 줄여주는 것이다. 한의원 침치료의 현장에는 마음 치료효과가 숨어 있는 경우가 있다.

2. 뜸치료

불면증에는 주로 간접구를 이용한다. 간접구는 뜸이 피부에 직접 닿지 않는 방법이다. 다만 뜸의 연기가 피부에 자극을 주고, 뜸에서 나오는 진액이 피부로 들어간다. 그것만으로도 뜸의 효과는 나타난다. 직접구는 하지 않는다. 직접구는 뜸으로 직접 살을 태우는 방법이다. 살을 태우면 치료 효과는 더욱 높아지지만 여러 가지 문제가 발생할 수 있다.

불면증 치료를 위한 뜸치료는 주로 복부에 한다. 속이 불편해서 발생하는 불면증에 더욱 좋다. 기본적으로 배꼽 주위의 복부에 해준다. 특별히 불편한 부위가 있으면 그곳에도 같이 뜸치료를 해줄 수 있다.

화병이 있거나 분노로 인해 발생하는 불면증에는 가슴(양쪽 젖꼭지의 가운데 부분)에 간접구를 해준다.

3. 부항치료

모든 통증이 불면증을 유발할 수 있다. 부항치료는 통증을 줄인다. 통증이 있는 모든 곳에 부항치료를 이용할 수 있다. 불면증과 가장 관련이 깊은 곳은 목과 어깨 주변의 통증이다. 따라서 주로 목과 어깨와 날개 죽지에다 건부항을 해준다. 건부항은 피는 빼지 않고 부항을 피부에 붙이기만 하는 것이다. 건부항을 피부에 너무 세게 압축한 상태로 붙이거나 오래 붙이면 피부에 손상을 주게 되니, 적당한 압력으로 붙이고 붙인 상태로 오래 두면 안 된다. 건부항을 뗀 자리가 어두우면서 푸르게 변색 되었다면 그 부분에 습부항을 해준다.

4. 물리치료(마사지, 핫팩, 전기치료)

목과 배를 마사지해주면 좋다. 목과 어깨를 마사지해주면 긴장이 풀리고 혈액순환이 촉진된다. 스트레스로 인한 울화가 생기면, 가슴의 가운데 부분이 뭉치거나 아프다. 이곳을 함께 마사지해주면 울화가 풀리는 데 도움을 준다. 복부에 핫팩을 해주면 속이 편안해지고 복부의 긴장이 풀린다. 이들 모두가 수면에 도움을 준다.

5. 향기치료

식물에서 추출한 방향성 오일인 정유를 이용하여 불면증 치료에 도움을 얻는 방법이다. 향기는 뇌세포에 직접 영향을 주므로 작은 자극으로도 정서에 영향을 줄 수 있다.

불면증에 이용할 수 있는 향은 장미(Rose)유와 카모마일(Chamomile)유이고, 악몽에 사용할 수 있는 향은 진피(Mandarin)유다.

이용방법은 마사지와 목욕법으로 이용하는 것이 좋다. 카모마일은 방향제로도 이용할 수 있다.

마시지는 베이스 오일에 향을 몇 방울 떨어뜨린 후 어깨와 목에 바르고 마사지한다. 베이스 오일은 마사지할 때 피부에 바르는 오일이며, 조조바(Jojoba)오일을 주로 사용한다. 마사지를 시작하기 전에 먼저 따뜻한 물수건으로 찜질을 해주면 좋다. 찜질 후에는 물기를 제거해야 한다.

목욕법은 따뜻한 물을 욕조에 담고 향을 몇 방울 떨어뜨린 후에 10~15분간 몸을 담근다. 목욕법을 시행하기 전에 먼저 몸을 깨끗이 씻는 것이 좋다.

방향제로 이용할 때는 아로마 램프를 이용하면 좋다.

향기요법을 하면서 명상을 병행하거나, 마음이 편안해지는 음악을 함께 듣는 것도 좋다. 신경을 안정시켜 주는 다른 향기들도 이용할 수 있다.

6. 추나치료(교정치료)

목 주변의 근육이 뭉치거나 경추의 관절에 문제가 있으면, 수면 중에 통증을 유발하거나 몸을 뒤척일 때 부담감을 주므로, 편안한 수면을 취하는 데 방해가 된다. 추나치료는 모든 부분의 문제를 해결해줄 수 있지만, 특히 경추 주변의 문제가 있을 때 이용하면 더욱 좋다.

일반적으로 추나요법은 목등뼈를 중심으로 전신의 좌우와 전후로 깨어진 균형을 바로잡아주고, 혈액순환을 촉진하고 긴장감을 풀어주고 불편함을 해소하여 불면증 치료에 많은 도움을 줄 수 있다.

7. 상담치료

불면증은 마음의 문제에서 비롯되는 경우가 많다. 상담치료가 필요한 경우도 있다. 상담치료는 직접적으로 상담의 도움을 받을 수도 있지만, 간접적으로도 도움을 받을 수 있다. 상담치료의 기법을 일상에서도 이용할 수 있기 때문이다. 상담치료과정에서 이루어지는 치료기법과 효과를 이해하면, 마음의 문제에서 벗어나는 힘을 기르거나 마음의 문제를 지니고 있는 주변 사람에게 도움을 줄 수 있다.

상담치료의 방법은 크게 두 가지로 나눌 수 있다. 상담자가 자아의 힘(자존감)을 길러 마음의 상처를 스스로 이겨내도록 동반해주는 방법과 상담자가 의사의 도움을 받으면서 마음의 상처를 찾아내고 그 상처를 정리하는 방법이다.

자아의 힘(자존감)을 길러 마음의 상처를 스스로 이겨내는 방법

상담자가 중심이 되어 스스로 치료하는 방법이다. 상담자가 이미 자신의 문제와 해결방법을 알고 있는 경우다. 다만 자신의 확신이 부족해서 결정을 내리지 못하고 실천하지 못하는 것이다. 심리치료는 자신의 답이 옳다는 것을 확인하는 과정이 된다.

이 경우에는 이성적 치료보다는 감정적 치료를 한다. 자아의 힘이 자라는 것을 도와야 한다. 충고보다는 동의를 해준다. 옳은 이야기보다는 공감을 해준다. 상담자의 생각에 정당성을 부여한다. 불안해하는 감정도 이해해주고 인정해준다. 상담자가 확신하는 순간, 과거의 상처는 스스로 정리되고 해소된다. 스스로 마음의 문제를 해결할 때 이용할 수 있다.

의사의 도움을 받으면서 마음의 상처를 찾아내고 그 상처를 정리하는 방법

상담자는 자신의 문제에 대면할 힘이 없다. 스스로 찾아갈 힘도 없다. 문제에 대한 이해도 없다. 따라서 당분간 의사에게 의지하고 마무리는 스스로 하는 방법이다. 처음엔 함께 공감을 이루어 문제에 직면할 힘(자존감)을 기르고, 중간엔 지도에 의지하며 함께 해결책을 찾고, 마무리는 커진 자존감으로 해결책을 실천하면서 스스로 문제를 해소한다.

상담자의 입장에서는 처음엔 의지하고 중간엔 조언을 받고 마무리는 스스로 한다. 의사의 입장에서는 처음엔 동의하고 중간엔 조언을 하고 믿음으로 마무리한다. 감정적 치료와 함께 이성적 치료를 이용한다.

우선 상담자와 유대감을 형성하고, 도움을 받을만한 의사라는 확신을 주는 것이 중요하다. 감정적 치료부터 시작한다. 감정적 치료는 지지대 역할이다. 상담자가 상처를 대면할 수 있는 힘(자존감)을 키워준다. 유대감을 바탕으로 일시적으로 의지처가 되어주는 것이다. 혼자서는 갈 수 없는 어둡고 두려운 길이라도, 믿을 만한 누군가가 함께 있어 준다면 갈 수 있다. 앞을 밝혀주지 않더라도 함께 갈 누군가가 있다는 것 자체만으로 많은 의지가 되고 도움이 된다. 상담자가 자신의 상처에 대면할 수 있는 힘을 제공한다.

자존감이 키워진 후에는 이성적 치료를 함께한다. 이성적 치료는 다양한 시선(보는 힘)들을 제공하는 역할이다. 상담자의 부족한 시선을 제공하는 것이다. 다양한 각도의 접근법을 제공하는 등의 적극적인 도움을 준다. 다양한 시선이 상담자의 생각하는 힘을 길러준다. 상처를 찾아내고 그 해결점을 깨닫는 과정을 원활히 수행하도록 인도해준다. 생각하는 힘이 커질수록 해결책에 다가가고 결국 찾게 된다. 이와 함께 감정적 치료도 계속한다. 상처에 직면하고 이해하고 해결책을 찾는 과정에서 든든한 버팀목이 되어준다.

자존감이 생기고 해결점을 찾으면 스스로 정리하고 해소한다.

현재 이루어지고 있는 상담치료의 특성을 살펴본다.

성의 개방화와 자율화로 인하여 성적 욕망의 억제로 인한 문제가 줄었으므로, 성적 욕망보다 폭력 욕망의 억제로 인한 문제가 더 중요해지고 있다. 분노의 억제가 가장 중요한 마음의 문제다. 분노의 억제는 한의학적으로 화병과 연결된다. 화병이 마음병의 주요 원인으로 다루어지고 있다.

마음의 상처를 찾아내고 직접적으로 상처를 다루는 치료보다, 마음을 안정시키는 해결점을 찾고 안정을 얻는 치료가 더 중요해지고 있다. 치료하기 위한 과정이긴 하지만 상처를 자꾸 들추는 것은 증상을 더욱 악화시킬 수 있다. 들추는 과정을 생략하고 처음부터 마음의 안정을 도모한다. 과거보다는 미래에 초점을 두고, 원인을 찾기보다는 바로 마음의 안정을 도모한다. 긍정마인드, 긍정착각, 자존감 높이기를 이용하여 지난 상처가 더는 문제가 되지 않도록 한다.

　의사와의 교감을 차단하는 객관적인 상담뿐만 아니라, 의사와의 교감을 인정하는 주관적인 상담도 중요하게 생각하고 있다. 사람과의 관계에서 비롯되는 마음병은 사람과의 관계를 통해 치료된다. 필요할 때는 관계를 맺고 마음의 소통을 긴밀하게 함으로써 치료 효과를 높이는 것이다.

　심리상담에 대한 이해가 높아질수록 명심할 것이 있다. 안다는 마음을 버려야 한다는 것이다.

　심리학을 공부하면서 취하는 필자의 자세를 소개한다. 대체로 심리학을 공부한다고 하면, "다른 사람들의 심리에 대하여 엄청나게 잘 아시겠네요?"라고 묻는다. 사람들이 갖는 심리학 전문가의 이미지는 '다른 사람들의 심리를 꿰뚫는다.'는 것이다. 맞다. 심리학의 전문가가 되면 다른 사람의 심리에 대하여 잘 알게 된다. 사회적 현상의 이면에 숨겨진 사람들의 심리까지 공부하므로, 사회적 심리에 대해서도 잘 알게 된다. 하지만 그것보다 더 중요한 것이 있다. 상대방에 대한 관심과 집중이다. 모든 선입견과 예측을 접고 상대방의 말에 주의를 기울이는 것이다. 심리를 잘 안다는 자만심은 다른 사람의 마음을 치료하는 데 있어서 오히려 문제가 될 수 있다. 이미 잘 안다고 생각하면, 자꾸 가르치려고 하고 간섭하기 쉬워지기 때문이다.

우리의 삶에서 중요한 것은 대등한 상태에서 이루어지는 사람들과의 소통이다. 관계할 때는 내가 잘 안다고 생각하는 것이 소통에 방해를 준다. 다른 사람의 심리에 대해 잘 아는 것보다, 다른 사람의 심리를 잘 알려고 하는 자세가 더욱 중요하다. 그래서 앞서의 질문에 필자는 "다른 사람의 심리를 잘 아는 것은 중요하지 않다."고 대답한다. "다른 사람의 마음을 잘 아는 사람 대신에 다른 사람의 마음이 정말 궁금한 사람이 되라."는 말을 덧붙인다. 궁금하면 잘 들을 것이고, 공감을 잘하게 될 것이다.

다시 말해서 제일 좋은 것은 들어주는 것이다. 여기에 공감까지 해주면 더욱 좋다. 들어주는 것은 충분히 기다리는 것을 포함한다. 상대방이 스스로 이야기 할 때까지 기다려 주는 것이다. 제일 나쁜 것은 그 사람의 말을 방해하는 것이다. 이야기가 다 끝나지도 않았는데 그 말을 끊는 것이다. 아는 척을 하거나 섣부른 정답을 제시하거나 엉뚱한 질문 등은 방해를 준다. 특히 궁금해하는 마음으로 듣기만 하는 것은 좋지만, 궁금하다고 상대방의 이야기가 끝나기 전에 직접 질문하는 것도 방해가 된다. 질문 자체가 상대방에게 간섭이 될 수 있기 때문이다. 결국 말하고 싶은 사람이 말할 기회를 자꾸 놓치고, 생각이 끊기고, 집중되지 못하므로 공감이 이루어질 수 없다.

마음에 상처가 있는 사람은 위안을 먼저 얻고 싶어 한다. 위안을 얻은 만큼 상처에 다가갈 힘이 생긴다. 상처에 다가갈 수 있어야 더욱 깊은 속 이야기를 할 수 있다. 상처에 다가갈 준비가 되어 있지 않은 상태에서, 상처와 관련된 섣부른 물음은 그래서 거부감을 줄 수 있다. 상처를 회피하고 싶은 마음에서 대화가 중단될 수 있다. 마음을 열고 대화를 하다가도 마음의 문을 닫는 것이다.

결국 마음의 상처는 본인이 직접 치료해야 한다. 누가 대신 치유해주는 것이 아니다. 위안을 받고 공감을 받고 확신을 얻으면서 상처는 서서히 정리된다. 그 정리 속에서 상처는 치유되는 것이다. 만약 주변에 마음에 상처가 있는 지인이 있다면, 그 사람에게 먼저 아는 체하고 먼저 무언가를 해주려고 하지 말자. 그냥 가만히 궁금한 마음으로 들어줄 준비를 하고, 관심 속에서 들어주고, 자기 일처럼 공감해주는 것이 좋다.

실생활에서 이용하는 방법을 간단하게 살펴본다.

상담받는 입장에서, 위로를 받고 싶다면 먼저 마음을 열어야 한다. 친한 사람이 있다면 마음을 열고 대화를 시작하자. 마음을 열만큼 친한 사람이 없다면 일단 친한 사람을 만드는 것이 우선이다. 친한 사람을 만들 자신이 없다면 마음에 위안을 주는 책들을 읽어보는 것이 좋다. 저자와 대화한다고 생각하며 읽어보자. 공감되는 글을 만난다면 위로받는 효과가 나타난다.

상담받는 입장에서, 누군가에 의지하고 답을 찾고 싶다면 평소 의지가 되는 사람하고 마음을 열고 대화할 필요가 있다. 의지할 사람이 없다면 바로 의지가 될 만한 책이라도 읽는다.

상담해주는 입장에서, 누군가에게 도움을 주고 싶다면 상담받을 사람이 어떤 의도를 가졌는지를 먼저 파악하는 것이 좋다.

다만 위로를 받고 싶어한다면 긍정해주고 공감해주는 것이 좋다. 옳다고 생각하는 것을 이야기하지 않는 것이 좋다. 충고를 받고 싶어한다면 옳다고 생각하는 것들을 조심스럽게 조언한다.

08

노력이 필요할 때

노력이 필요할 때는 치료과정이 복잡하거나 치료기간이 길어질 수 있는 경우다. 치료가 안 된다는 의미는 아니다. 임상에서 살펴보면 특히 '마음의 문제가 깊은 경우'와 '양방수면제를 6개월 이상 복용한 경우'는 치료 기간이 길어지므로, 더욱 인내심을 가지고 치료에 전념해야 한다.

▌마음의 문제가 깊은 경우

발병 시 정신적 충격이 있는 경우, 마음의 문제가 현재까지 이어지는 경우, 오랜 스트레스가 있는 경우를 포함한다.

이때에는 마음 달래기를 병행하는 것이 좋다. 뒤쪽의 '마음 달래기' 편에 정리해 놓았다. 그것을 바탕으로 마음이 안정되시길 바란다. 마음이 안정될수록 불면증 치료에 더욱 도움이 된다.

마음 달래기는 감정의 문제를 이성으로 정리하고 풀어가는 과정이다. 자기 스스로 문제에 접근하고 이해하고 정리하는 것이 중요하다. 따라서 어렵고 힘들더라도 자신의 힘으로 한발 한발 디뎌 나가야 한다.

상처가 치유되지 않으면 불면증 치료를 시도조차 하지 못한다. 그 일화를 소개한다. 남편분에게 오랜 기간 상처받으며 사신 환자분이 있다. 마음에 병이 깊게 들으니 치료에 접근하는 것마저도 힘들다. 마음에 병이 들면 치료가 왜 힘든지 한번 살펴보자.

40대 중반의 여자 환자분이 불면증으로 남편분과 같이 내원하였는데, 진료 시간의 대부분을 남편분을 비난하는 것으로 이용하였다. 남편분은 교회전도사였는데, 교회 일은 열심히 하였으나 수입이 적어, 결혼 초부터 부인분이 경제의 대부분과 양육을 담당했다. 남편분이 2년 전쯤 교회 일을 포기하고 사업을 시작했는데, 사업이 잘되어 높은 수입을 올리고 있다. 그런데 남편이 외도한 것이다. 교회 일을 할 때에도 외도가 있었는데, 다시 외도했다. 다 정리하고 마무리는 되었지만, 문제는 부인에게 마음의 상처가 남은 것이다. 또한 외도가 반복되므로, 고생을 다 해 만들어 낸 지금의 풍요와 행복이 깨질까 봐 항시 불안한 것이다. 불안한 마음이 불면증을 만들고, 병을 핑계 삼아 협박하며 남편을 곁에 두는 것이다. 당신 때문에 이렇게 나는 고통받고 있다는 사실을 암시하면서 남편을 구속한다. 이런 경우 실제로는 병이 없는 경우가 많다. 병을 만들고 있는 마음의 문제만 있는 것이다. 실제적인 치료에는 관심도 없다. 자꾸 이곳저곳 다니면서 자신의 병을 확인시켜주려 하고 남편의 관심을 끌기만 한다. 이런 환자분은 마음의 상처를 해소하고 불안의 근원을 제거해야 불면증을 치료할 수 있다. 불면증만을 치료하려 들면 치료하기도 어렵고 치료를 시작하기도 어렵다.

▎6개월 이상 양방수면제를 복용하는 경우

자연스러운 수면활동의 왜곡으로 인하여 수면대사가 방해받는다.

▎다량의 양약을 복용하는 경우

수면제 외의 다량의 양약을 함께 복용하는 경우다. 합성 의약품인 양약으로 인한 신진대사의 장애로 인하여 수면대사가 방해받는다.

▎가족력이 있는 경우

체질적인 문제가 바탕이 되었을 수 있다. 불면증이 쉽게 악화되고 치료가 까다롭다.

▎발병 후 1년 이상 된 경우

1년 이상 지속하였다는 것 자체가 이미 증상이 심한 상태이다.

09
잠을 도와주는 생활습관

잠에 도움을 주는 생활은 마음 부분, 몸 부분, 환경 부분으로 나누어 살펴본다.

▌마음 부분

1. 미리 걱정하지 않기

'오늘도 못 자면 어떡하지?' '더 심해지면 어떡하지?'와 같은 걱정을 미리 하지 않아야 한다. 걱정은 증상을 더욱 악화시킬 수 있다. 마음의 안정을 방해하기 때문이다. 치료가 잘 되려면 불안감부터 없애야 한다. 불면증에 걸렸다는 생각부터 버려야 한다. 불면증에서 벗어나는 첫걸음은 자신이 불면증 환자라는 생각을 버리는 것이다. 마음의 여유부터 찾아야 한다.

2. 머리는 백지로 심장은 쉬는 상태로 잠자리에 들기

일단 낮의 일을 모두 끝내야 잠을 잘 잘 수 있다. 잠자리에는 잠을 자는 몸만 가져와야 한다. 잠자리에서 낮의 활동과 관련하여 조금이라도 마음에 새긴다면, 그것이 잠을 방해한다. 낮의 일 중에서 기분 나빴던 일, 아쉬운 일, 심지어 기분 좋았던 일까지 모두 머릿속에서 지운다. 또한 내일에 대한 걱정도 지운다. 낮의 일은 낮에 하고, 밤의 일은 잠 만 자는 것이다. 심지어 '잠을 자야지'하는 생각도 하지 않는다. 그 냥 그대로 머리에서 모든 생각을 지우고 마음을 안정시킨다. 잘 자는 생활의 첫걸음은 머릿속이 비워지고 마음이 안정되는 것이다.

3. 일시적으로 마음이 안정되지 않을 때는 복식호흡 하기

일시적으로 마음이 안정되지 않을 때 이용하는 방법이다. 잠을 자려고 누웠는데, 갑자기 이런저런 생각이 자꾸 떠오르거나, 억울하고 분한 일이 마음에서 지워지지 않을 때가 있다. 이럴 때는 잠자기 어렵다. 흥분이 수면을 방해하기 때문이다. 마음의 흥분을 안정시키는 가장 간단한 방법은 호흡을 가능한 천천히 하는 것이다. 눈을 감고 편한 자세로 누운 상태에서 복식 호흡을 한다. 천천히 들이쉬다가 마지막에 1~2초간 멈추었다가 다시 내쉰다. 천천히 내쉬다가 마지막에 1~2초간 멈추었다가 다시 들이쉰다. 이 과정을 반복한다. 숙달되면 멈추는 시간을 조금 더 늘려도 된다.

호흡을 따라 들어 왔다가 나가는 공기의 흐름을 느껴보거나, 배의 움직임을 느껴본다. 느낄수록, 이런저런 생각들이나 억울하고 분한 생각들은 줄어든다.

4. 같이 자는 사람 배려하기

같이 자는 사람이 잘 자야 본인도 잘 잘 수 있다. 잠을 못 자는 사람이 옆에 있으면 방해를 줄까 봐 조심하느라 자신의 잠에 방해가 된다. 자꾸 신경이 쓰여 불면증이 심해질 수 있다. 또한 잠이 안 오는데 옆 사람도 안자면 자려는 노력이 약해진다. 같이 대화가 길어질 수 있고, TV를 시청하거나 음악을 듣거나 군것질을 하게 될 수 있다. 덩달아 같이 못 자게 된다.

같이 자는 사람을 잘 자게 해주는 것이 자신이 잘 자는 방법이 된다. 평소 같이 자는 사람의 마음과 몸을 챙겨야 한다. 특히 같이 잠을 자는 사람이 정신적 스트레스를 받는다면, 될 수 있는 대로 빨리 벗어나도록 배려해야 한다. 그런 스트레스의 문제 중에서 가장 나쁜 것이 말도 못 꺼내는 상황이다. 대화에 적극적으로 임하고 경청하고 공감해주는 것이 중요하다.

5. 친구 만들기

여기에서의 친구는 마음이 통하는 친구다. 내 속마음을 모두 터 놓고 대화할 수 있는 친구다. 그런 친구를 두는 것만으로도 마음에 여유가 생긴다. 친구라고 표현했지만, 부모님일 수도 있고, 자식일 수도 있고, 친구일 수도 있고, 선배일 수도 있고, 후배일 수도 있고, 스승일 수도 있고, 제자일 수도 있다. 중요한 것은 진정으로 마음이 통하는 사이다.

마음을 모두 터 놓고 이야기할 수 있는 친구를 만들었다는 것 자체만으로 어느 정도 마음이 안정된다. 자주 만나서 대화를 나눈다면 마음은 저절로 안정된다. 불면증이 자랄 틈도 없고 만일 생기더라도 쉽게 이겨낼 수 있다.

6. 착한 일 하기

선행은 일단 내가 남에게 좋은 일이라고 생각하는 일을 하는 것이다. 하지만 내 입장에서만 생각하면 정작 상대방이 좋아하지 않을 일을 해줄 가능성이 발생한다. 간섭이나 강요가 발생할 여지가 생긴다. 결과가 좋지 않을 수 있다. 따라서 상대방이 정식으로 표현한 것을 해주는 것으로 한정 짓는 것이 좋다. 차선으로 여러 사람의 입장에서 명백하게 좋은 것이라고 판단되는 것을 해준다.

기회 있을 때마다 남에게 도움이 되는 일을 하나씩 하자. 봉사단체에 가입하여 주기적으로 참여하는 것도 좋다. 남들이 모르게 하는 선행도 좋다. 모르게 하는 선행이 자기 만족도를 더욱 높여준다. 선행이 쌓일수록 자존감이 높아진다. 자존감이 높아지면 마음의 면역력이 높아진다. 마음의 병과 불면증은 멀어진다.

7. 여유로운 마음 만들기

취미 활동하기, 여가 즐기기, 예술 활동하기, 여행가기 등을 한다. 목적이나 의도 없이 활동 자체를 즐기는 것이다. 휴식의 과정이다. 그냥 여유 있을 때 여유를 즐기는 과정이다. 무언가를 하고자 하는 마음을 내려놓고 그냥 즐기면 된다.

만약 휴식의 과정에서 성취하고 싶은 것을 찾는다면 성취의 과정이 된다. 예를 들어 여행을 가서 무언가를 하려고 한다면 성취의 과정이 된다. 하지만 그냥 일상에서 벗어나는 것을 즐기면서 여유 있게 여행을 한다면 휴식의 과정이 된다. 성취에서 벗어나 휴식만을 즐긴다.

8. 일에서 만족감 높이기

일속에는 많은 요소가 있다. 내가 하고 싶었던 것일 수도 있고, 나의 인내심을 길러주는 것일 수도 있고, 나를 공부시켜 주는 것일 수도 있고, 남에게 도움을 주는 것일 수도 있고, 공동체에 이바지하는 것일 수도 있다. 일 속에 숨어 있는 긍정적인 요소를 찾아내고 긍정적인 측면을 즐기면서 일을 한다.

예를 들어 가르치는 일은 내가 공부하는 측면과 남에게 지식을 전달하는 측면과 공동체에 인재를 양성해주는 주는 측면이 있다. 그러한 측면들을 즐기면서 일한다면 일 자체가 행복과 자존감의 원천이 된다. 행복감과 자존감이 높아지면 마음병과 불면증은 당연히 멀어진다.

9. 하고 싶은 일 해보기

사람은 하고 싶은 것을 하기 위해 산다. 하고 싶은 일이 없으면 의욕과 활력을 잃는다. 마음에 활력이 없을수록 하고 싶은 것을 찾아야 한다. 찾아내고 그것을 실천한다. 하고 싶은 일은 있지만 미루고 있다면 바로 실천한다. 하고 싶은 것에 몰입하다 보면 어느새 스트레스가 완화된다.

10. 아무것이라도 일단 해보기

몸에 활력이 없으면 마음에도 활력이 없다. 하고 싶은 일도 없다. 이 때에는 일단 아무것이라도 하자. 단순히 그냥 해보는 것도 도움이 된다. 움직이는 것 자체가 활력을 준다. 바로 할 수 있는 것 중에서 아무거나 가벼운 마음으로 해본다. 아주 단순한 것이라도 좋다. 싫증 나지 않는 것이라면 더욱 좋다. 일단 시작하고 보자.

일상에서 훌쩍 떠나보는 것도 마음에 활력을 줄 수 있다. 일상에서 벗어난다는 것만으로도 긴장감을 완화해주며 해방감을 준다. 대표적으로 여행이다.

11. 성취감 맛보기

성취하고 싶은 것을 찾는다. 계획하고 집중하고 노력하고 성취한다. 찾는 노력 자체가 삶에 활력을 준다. 생존 욕망이 강해지므로 활력이 생기고 마음도 강해진다. 강해진 마음이 어려움을 잘 이겨낸다. 불면증도 잘 이겨낸다.

마음에 활력이 없으면 활동량이 부족해지고, 활동량이 부족해지면 불면증이 발생하기 쉬워진다.

몸 부분

1. 스트레스에 도움을 주는 음식을 섭취한다

정신적 긴장을 완화해주는 국화차, 박하차, 라벤더 허브차를 마신다. 조금씩 향을 음미하며 마신다. 마음을 차분하게 해주는 음악을 들으면서 마시면 더욱 좋다.

또 많이 씹어야 먹을 수 있고, 먹은 뒤에는 장운동을 활성화 시켜주는 채소를 많이 섭취한다. 채소는 씹어야 먹을 수 있다. 씹을수록 뇌의 혈액순환이 촉진되어 스트레스가 풀린다. 스트레스를 받을수록 많이 씹는 음식으로 바꾸는 것이 도움된다. 채소에는 섬유소가 많이 들어 있다. 섬유소는 장을 자극하여 장의 운동이 늘어난다. 늘어난 장운동은 부교감신경을 활성화해서 긴장을 풀어준다.

한편 섬유소는 장내 유익균의 먹이가 된다. 섬유소가 충분해야 장내 유익균이 번성한다. 유익균이 번성할수록 장이 편안해지고 뇌신경에 자극을 주지 않는다. 뇌신경을 편안하게 해주는 것이다.

2. 혈액순환을 촉진한다

순환장애가 있으면 잠을 잘 때, 저린 증상이 심해져서 수면을 방해할 수 있다. 순환을 촉진하는 방법은 복식호흡, 육체의 활동량 증가, 운동, 반신욕, 사우나, 찜질 등을 이용할 수 있다.

여기에서 순환의 의미를 잘 이해하고 넘어가자. 순환이 잘 된다는 의미는 모든 세포에 혈액이 골고루 공급되는 것을 의미한다. 모든 세포에 골고루 혈액이 공급된다는 것은 모세혈관까지 혈액순환이 잘 된다는 것을 의미한다. 모세혈관의 혈액 순환이 잘되면 심장에 부담이 줄어든다. 심장의 부담이 줄어들면 심장이 안정되고 편안해진다. 심장은 혈액을 보내주는 장치다. 혈액이 부족한 곳이 있으면 심장의 활동량이 늘어난다. 만약 세포에 혈액 공급이 부족하면, 그곳에 혈액을 보내주기 위해 심장이 흥분해야 한다. 혈액이 세포에 충분히 공급되면 심장이 흥분하지 않아도 된다. 심장이 흥분하면 잠을 방해하고, 흥분하지 않으면 잠을 방해하지 않는다.

혈액순환이 잘되면 수면 시에 발생하는 저린 증상들이 줄어들고, 심장의 활동이 늘어나지 않아도 된다. 따라서 수면을 방해하지 않아 수면상태가 잘 유지될 수 있다.

3. 배와 다리는 따뜻하고 머리와 가슴은 시원해야 한다

인체의 정상적인 체온은 부위별로 약간 다르다. 시원해야 할 곳은 시원하고 따뜻해야 할 곳은 따뜻해야 한다. 피부보다 속이 따뜻해야 하고, 머리 쪽보다 배 쪽이 따뜻해야 한다. 체온상태에 문제가 생기면 잠을 잘 자지 못한다. 배가 찬 것이 제일 문제다. 배가 차면 배로 가야할 열이 심장으로 역류하여 심장을 흥분시킨다. 심장이 흥분하면 못 잔다. 아랫배를 따듯하게 해주어 심장의 흥분을 줄여야 잠을 잘 잔다. 반신욕과 복식호흡과 배나 발에 핫팩을 해주는 것이 좋다.

4. 육체의 적당한 피로감이 필요하다

낮의 육체적 활동이 부족하면 수면을 방해할 수 있다. 낮의 적당한 활동량은 적절한 육체의 피로를 유발하여 수면을 유도해주는 효과가 있다.

또 적당한 육체의 피로는 정신의 긴장완화에 도움을 준다. '몸을 움직이면 머리가 쉬고, 머리가 움직이면 몸이 쉰다.'는 말이 있다. 머리가 복잡할 때, 몸을 열심히 움직여 주면 머리가 맑아진다. 정신적 긴장을 육체적 움직임이 풀어주기 때문이다. 몸을 움직이는 것과 관련된 모든 일이 도움을 준다. 다만 무리가 되지 않는 범위 내에서 하는 것이 좋다. 무리가 되면 육체에 병이 발생할 수 있기 때문이다.

필자도 일요일에 오후까지 집을 나가지 않고 집안에만 있으면 머리가 아파진다. 어느 날인지 일요일에 오후 3~4시까지 집에만 있으니, 머리가 아파져 오는 것이다. 여러 가지 이유가 있을 수 있겠지만, 가만히 누워있거나 앉아 있기만 했으니 육체의 활동량 부족이 문제였을 것이다. 그래서 집안일을 했다. 그랬더니 머리 아픈 것이 없어지는 것이다. 한의학에서 너무 몸을 움직이지 않으면, 기가 막히거나 정체되는 '기일증'이라는 병에 걸린다고 한다. 그 치료법이 움직이는 것이다. 스트레스 상황도 이와 비슷하다. 사람이 긴장하면 기의 흐름이 정체된다. 정도의 차이가 있겠지만, 기전은 비슷한 것이다. 스트레스를 받으면 몸을 움직이는 것이 좋다. 또 전신 스트레칭이나 운동은 혈액순환을 촉진하고, 장운동을 활성화해 스트레스를 완화한다.

5. 30분 이상 햇볕 아래에서 야외 활동을 한다

낮 동안 햇볕에 노출되는 야외 활동을 적당히 한다. 햇볕을 적당히 쐬어야 멜라토닌 호르몬이 잘 분비된다. 멜라토닌 호르몬은 반나절 이후 서서히 늘어나면서 수면을 유도하는 호르몬이다. 또 햇볕은 세로토닌 호르몬의 분비를 촉진한다. 세로토닌 호르몬은 행복감을 느끼게 해주는 호르몬이다. 불안정한 마음을 치료해주는 역할을 한다. 마음이 편안해지면 잠을 잘 자게 된다.

다만 야외 활동 시에는 자외선을 조심해야 한다. 자외선 양이 많거나 노출되는 시간이 길어질 때는, 자외선 차단제와 선글라스를 이용하여 얼굴과 피부와 눈을 보호해야 한다.

6. 자기 전에 속을 비운다

낮에 이루어지는 생명활동과 잠자는 시간에 이루어지는 생명활동은 다르다. 낮에는 영양을 섭취하고 소화하고 흡수한다. 잠자는 시간엔 낮에 흡수된 영양을 이용하여 단백질, 호르몬 등의 기초대사물질을 만든다. 그 물질을 이용하여 세포를 재생하고 성장시키고, 면역활동을 하고, 에너지를 충전시킨다. 잠자는 시간의 생명활동을 잘하기 위해서는 낮의 생명활동이 마무리되어야 한다. 자기 전에 낮의 일을 모두 끝내는 것이 좋다. 영양소를 소화하는 일까지 다 마치고 자는 것이 좋다. 바꾸어 말하면 자기 전에 소화과정을 끝내야 하니, 이보다 먼저 먹는 것을 끝내야 한다. 따라서 저녁은 되도록 일찍 먹는 것이 좋고, 최소한

늦지 않게 먹어야 하며 소식하는 것이 좋다. 위장에 음식이 들어오고 소화되고 다시 위장이 비워지는 과정을 먹는 활동으로 본다. 보통 4시간 정도 걸린다. 따라서 취침 4시간 전에 음식 섭취를 끝내는 것이 좋다. 간단히 말해서 잠자기 전에 공복을 만드는 것이 중요하다. 공복 상태로 잠자리에 들어야 숙면을 취할 수 있다.

하지만 공복을 견디기 힘들어하시는 분들이 있다. 위산과다, 위염, 위궤양 등의 증상을 앓고 계시는 분들은 공복이 되면 속이 쓰리고 아플 수 있다. 공복이 오히려 잠에 못 들게 하는 것이다. 이런 경우에는 위장병을 치료해야 한다.

스트레스가 많아도 공복을 오래 유지하지 못한다. 공복이 계속되면 스트레스가 더욱 심해지기 때문이다. 혈당은 스트레스를 완화해주는 기능이 있다. 공복이 혈당을 떨어뜨리면 스트레스가 더욱 심해져 정신적인 긴장과 흥분을 일으킨다. 정신적 긴장과 흥분은 수면을 방해한다. 긴장하거나 흥분될 때는 혈당을 높이기 위해 단 것을 섭취하려고 한다. 군것질을 자꾸 하게 된다. 군것질을 자꾸 하면 공복이 되지 못하여 수면을 방해한다. 이와 함께 잦은 군것질은 비만, 당뇨, 고지혈증을 유발한다. 이런 경우에는 스트레스를 치료해야 한다.

필자는 공복의 상태로 잘 때 이루어지는 숙면의 효과를 여러 번 체험하였다. 아주 탁월했다. 한 경우를 소개한다. 야간 세미나에 늦게 도착하였고 여유 시간이 없으므로 저녁을 먹지 못하고 바로 참석하였다.

그 날 따라 유난히 피곤하였고 세미나도 더 늦게 끝났다. 피로가 쌓인 탓인지 저녁 생각도 나지 않아 아무것도 먹지 않았다. 귀가 후 바로 잠이 들었다. 다음날 너무나 상쾌해졌다. 자는 내내 숙면이 이루어졌고 피로가 말끔히 해소되었다. 피로가 하나도 남지 않았을 뿐만 아니라 오히려 컨디션이 더 좋아졌다. 잠을 잘 때는 공복 상태가 원칙이다. 공복으로 잠을 자면 숙면에 도움이 된다.

7. 위와 장을 편안하게 배려한다

소화와 대변에 도움을 주는 생활을 한다. 위와 장을 편안하게 해주기 위함이다. 소화가 잘되도록 배려하는 것은 위를 편안하게 해준다. 대변을 잘 배출하도록 해주는 것은 장을 편안하게 해준다. 소화가 잘되려면 규칙적으로 식사하고, 자극적인 음식을 먹지 않고 소식한다. 대변을 잘 배출시키려면 물과 식이 섬유를 충분히 섭취한다. 정리하여 말하면 물을 부족하지 않게 섭취하면서, 자극적이지 않고, 식이 섬유가 충분하고, 약간 부족하게 느껴지는 양의 음식을 규칙적으로 식사한다.

8. 신경을 자극하는 음료를 마시지 않는다

커피, 녹차, 카페인류가 들어 있는 에너지 드링크 등을 많이 마시면 숙면을 취하기 어렵다. 특히 저녁 식사 이후에 마시면 더욱 방해를 많이 한다. 예로부터 차를 많이 마시는 것은 잠을 적게 자는 치료수단으로 이용하였다. 그런 이유로 졸음을 이겨내야 할 때 주로 많이 마셨다.

아울러 사포닌이 함유된 인삼이나 홍삼 제품을 먹을 때는 조심한다. 특히 장기적으로 복용할 때는 더욱 조심해야 한다. 체질에 맞지 않으면 신경을 흥분시켜 수면을 방해할 수 있다.

9. 낮잠을 30분 이상 자지 않는다

기본적으로 낮잠은 자지 않는 것이 좋다. 잠은 본래 저녁 시간에 자는 것이다. 다만 특별한 경우에 일시적으로 낮잠을 잘 수 있다. 일이나 개인의 사정으로 전날 잠이 부족했거나, 갑자기 피곤해지거나, 병을 앓을 때는 낮잠이 많은 도움을 줄 수 있다. 부족한 잠을 보충해주기 위해 잠시 낮잠을 자는 것이다. 다만 주의해야 할 점은, 특별한 경우를 제외하면 낮잠은 30분 이내로만 자야 한다는 사실이다. 낮잠을 30분 이상 자면 저녁잠을 방해한다. 저녁잠을 방해하면 불규칙한 수면을 유발할 수 있다. 수면이 불규칙해지면 정상적인 수면에서 자꾸 멀어지게 된다. 불면증의 원인이 된다.

30분 이내의 낮잠은 수면부족의 해결방법이다. 하지만 차선책이다. 저녁 수면이 충분하지 못할 때만 차선책으로 이용한다.

10. 일어나는 시간을 일정하게 맞춘다

불규칙하게 일어나고 자는 것은 불면증의 원인이자, 불면증 치료의 가장 큰 방해자이다. 가능한 한 빨리, 규칙적으로 일어나고 자는 습관을 길러야 한다.

규칙적인 수면의 회복은 일어나는 시간에서 시작한다. 자는 시간과 일어나는 시간은 반대되는 특성을 지니고 있다. 자는 시간은 자신의 의지로 조절할 수 없는 시간이다. 정해진 시간에 자려고 노력해도 잠들지 못하는 경우가 많다. 반대로 일어나는 시간은 자신의 의지로 조절할 수 있는 시간이다. 알람 등을 이용하여 강제로라도 일어날 수 있다. 따라서 조절 불가능한 자는 시간을 바꾸려 할 때는 조절 가능한 일어나는 시간을 이용한다. 간접적으로 맞추는 것이다. 일어나는 시간을 이용하여 자는 시간을 맞추는 것이다. 일찍 일어나면 일찍 피곤해지고 일찍 자고 싶어진다. 늦게 일어나면 늦게 피곤해지고 늦게 자고 싶어진다. 적당한 시간에 일어나면 적당한 시간에 피곤해지고 적당한 시간에 자게 된다. 규칙적으로 일어나면 규칙적으로 자게 된다. 불규칙하게 일어나면 불규칙적으로 자게 된다.

여러 가지 이유로 일어나는 시간이 불규칙해지면 잠드는 시간이 불규칙해지고, 어느 순간 불면증에 시달리게 된다. 자려고 누웠는데 잠이 오는 않는 것이다. 일어나는 시간을 일정하게 맞추면, 그에 따라 자는 시간도 일정하게 맞추어지고 불면증도 치료된다. 특히 자는 시간이 저녁 10시 이전으로 일정하게 맞추어 지면, 황금 수면 시간대에 깊은 수면을 취할 수 있게 된다.

퇴직이나 실직 후에는 규칙적인 출근 시간이 없어진다. 규칙적으로 일어나야 할 필요가 없어진다. 갑자기 규칙적으로 일어나야 할 일이 없어지면, 늦은 시간까지 자지 않거나 아침에 깨어서도 계속 누워서 빈둥거리게 된다. 수면이 불규칙해지고 불면증에 시달리게 된다. 갑작스럽게 실직하거나 할 일이 없어질 때 불면증이 잘 발생하는 이유다.

11. 자기 전에 물을 마시지 않는다

저녁 식사 이후에는 물은 마시지 않는 것이 좋다. 저녁 식사 이후에 물을 많이 마시면 수면 중에 소변을 보려고 잠을 깰 수 있다.

12. 일찍 잔다

9시 이후엔 졸리는 데로 바로 잠자리에 드는 것이 좋다. 이때를 놓치면 잠들기 어려워지는 경우가 생긴다. 조금이라도 잠을 잘 수가 있다면, 만사 제치고 일단 잠부터 자야 한다.

▋환경 부분

1. 소음과 빛의 차단

소음과 빛을 차단하여 수면에 방해되지 않도록 한다.

2. 잠자리 온도를 적당하게 조절한다

적절하지 못한 온도와 습도는 수면을 방해한다. 무력체질과 열체질이 더운 방에서 자거나, 습성체질이 습도가 높은 방에서 자거나, 건조체질이 건조하거나 추운 방에서 자거나, 냉체질이 쌀쌀하거나 추운 방에서 자면 숙면을 취하지 못한다. 따라서 무력체질과 열체질은 시원하게 자는 것이 좋다. 습성체질은 습도가 높지 않게 자는 것이 좋다. 건조체질과 냉체질은 습도를 적당하게 맞추고, 따뜻하게 자거나 때론 뜨겁게 지지면서 자는 것이 좋다.

적당한 온도를 맞출 때는 정확하게 하는 것이 중요하다. 적당 온도보다 1도만 낮아도 방을 춥게 느낄 수 있고, 반대로 1도만 높아도 덥다고 느낄 수 있기 때문이다. 예를 들어 20도는 서늘하게 느껴지는데, 21도는 덥다고 느껴질 수 있다.

3. 같이 자는 사람들의 체질 배려

체질을 배려해주는 것이 좋다. 부부가 체질이 달라서 적당한 취침환경이 다르다면 건강할 때는 같이 자더라도, 질병으로 몸의 상태가 너무 안 좋을 때는 따로 자는 것이 치료에 많은 도움을 줄 수 있기 때문이다. 무력체질과 열체질은 시원하게 자고 건조체질과 냉체질은 따뜻하게 잔다.

4. 같이 자는 사람의 방해를 제거

같이 자는 사람이 코를 골거나, 불면증이 있어서 인기척을 자꾸 내면 숙면을 취할 수 없다. 같이 자는 사람이 수면을 방해하는 경우다. 이때는 잠자리를 따로 하는 것을 고려해야 한다.

찜질방에 갔다가 들은 이야기다. 어느 날 늦게 일어나 아침 겸 점심을 먹고 한증막 찜질방에 갔다. 한증막에서 나와 입구 쪽에 자리 잡고 책을 보고 있는데, 옆에서 한 부부의 이야기가 들린다. 사십 대 후반이나 오십 대 초반쯤 되어 보이는 부부였다. 아내분이 "어제는 푹 잤다."고 하니까 남편분이 "그렇게 보인다."고 이야기하는 것으로 보아, 아내분이 불면증이 있나 보다. 아내분이 "TV에서 부부가 따로 잠을 자는 것이 좋다."고 했다면서, "오늘은 따로 자 보자."고 권한다. 남편분의 반응이 약간 부정적이다. 아내분이 이부자리만 따로 쓰는 것이라고 부연설명을 한다. "잠을 편하게 푹 자는 것이 중요하니 최대한 배려를 해 줘야 한다."고 부탁한다.

필자도 자주 해주는 이야기다. 불면증 환자를 진료할 때, 부부의 눈치를 보면서 조심스럽게 설명을 하고 있다.

한번은 50대 후반의 환자분이 일시적인 혈압과 당뇨가 생겼다. 알고 보니 그동안 두 분만 사시다가 손녀가 아파서 긴 시간 손녀를 돌봐주느라 함께 자게 되었나 보다. 손녀에게 신경을 쓰다 보니 잠을 자꾸 설치게 되었다. 그 영향으로 혈압과 당뇨가 생긴 것이다. 안타깝지만 손녀를 돌려보내는 것을 강하게 추천했다. 나중에 손녀가 돌아갔고 증상은 안정되었다.

부부간이나 가족 간에도 똑같다. 같이 자는 사람이 수면에 방해를 준다면 같이 자는 것을 보류하거나 포기해야 한다. 건강이 제일 중요할 것이다. 건강 챙기기는 다른 것에 우선되어야 한다. 불면증이 심할 때는 일시적으로 방을 따로 쓰는 것을 권한다. 환자분의 수면이 직접적으로 방해받지 않는 것이 중요하다. 또한 잠들지 못하는 자신이 옆사람의 마음을 불편하게 만들 수 있다는 미안함이 긴장감을 일으킨다. 긴장감이 불면증을 악화시킬 수 있다.

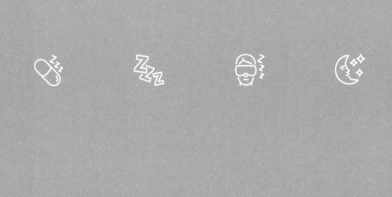

보약으로 불면증 잡기

Chapter 3

01
몸이 약해도 잠을 못 잔다

▌약함의 의미

1. 몸이 약해진다는 것은 한의학적으로 허로병에 걸린다는 뜻이다

건강하다는 것은 정상 범위에서 벗어나지 않으면서 전체적인 조화를 이루는 생명활동을 지속하는 것이다. 따라서 건강하지 않다는 것은 전체적인 조화가 깨어진 것을 의미하며, 정상 범위를 벗어난 것을 의미한다. 넘어서는 것과 부족한 것으로 나뉜다. 예를 들어 에너지가 과잉 되어도 문제고 부족해도 문제다. 영양이 과잉되어도 문제고 부족해도 문제다. 생명활동이 과잉되어도 문제고 부족해도 문제다.

만약 에너지와 영양과 생명활동이 부족한 상태가 계속되면 몸이 약해진다. 약해졌다는 것은 에너지가 약해지고 영양활동이 약해지고 대사능력이 약해지고 생명활동이 약해진 것이며, 활력도 약해지고 면역력도 약해지고 의욕도 약해진 것이다. 몸이 약해진 상태가 지속해서 나타나는 문제를 '허로병'이라 한다. 허로병은 부족함에서 시작되는 질병이다. 에너지나 영양의 양이 매우 많이 부족한 상태다.

2. 심장의 박동이 약해진다

한의학에서 생명활동이 약해져서 정상적으로 잘 진행되지 못하고 있다는 것을 알려주는 첫 번째 장치는 심장의 박동이 약해지는 것이다. 심장은 오장육부의 전체적인 활동상태를 대변한다. 또 자율신경계의 조화 여부도 대변한다. 심장의 박동이 약해진 것은 오장육부의 기능이 약해졌다는 것을 의미하고, 자율신경계의 조화가 깨어졌음을 의미한다. 심장의 박동이 약해지면 가슴이 두근거리고 불안해지고 공포감에 휩싸인다. 심장이 안정되지 않으면 당연히 잠을 자지 못한다.

3. 말과 동작과 복직근에 힘이 없다

약해졌다는 것의 핵심은 생명활동이 약해진 것이다. 생명활동이 약해지면 에너지와 영양의 생산이 부족해진다. 에너지의 부족 현상이 먼저 나타나고 영양의 부족현상이 나중에 나타난다. 에너지의 부족현상은 근육의 수축력이 약해지고 탄력이 떨어지는 것이다. 심장 근육의 수축력이 약해지고 입과 혀 근육의 수축력이 약해지고 팔다리 근육의 수축력이 약해지고 배 근육의 수축력과 탄력이 약해진다. 심장박동과 말과 동작과 배에 힘이 없어진다.

4. 허로병의 중심엔 불면증이 자리한다

잠을 자려면 잠의 활동이 이루어져야 한다. 그냥 눈감고 누웠다가 일어나는 것이 잠이 아니다. 낮만큼 중요한 밤의 활동이 있다. 그 활동이 제대로 이루어져야 잠을 푹 자게 되는 것이다. 따라서 허로병에 걸리면 잠을 잘 잘 수 없다. 허로병은 생명활동이 부족한 상태가 오래

된 것이다. 이미 정상적인 생명활동이 이루어지지 못하는 상태다.

수면은 정상적인 생명활동의 일부이며 핵심이다. 따라서 허로병으로 인한 생명활동의 부족은 수면활동을 방해하고 불면증을 유발한다. 이 때는 약해진 몸을 보충하고 생명활동을 촉진하여 정상상태를 회복하는 것이 가장 좋은 불면증 치료다.

생명활동의 주체는 세포들이다. 생명활동이 충분히 이루어지려면 모든 세포들이 건강한 상태를 유지하는 것과 에너지와 영양이 충분하게 공급되어야 한다. 전구와 전력하고 비교할 수 있다. 세포는 전구고 에너지와 영양은 전력이다. 전구가 아무리 정상적이라도 전기가 약해지거나 공급되지 못하면 전구의 불은 들어오지 못하는 것과 같이, 에너지와 영양이 부족해지면 세포들이 아무리 건강하더라도 생명활동이 일어나지 못한다. 따라서 잠을 자려면 에너지와 영양이 충분하게 공급되어야 한다. 만약 다른 모든 요소가 정상이라도, 수면활동에 필요한 에너지나 영양이 부족해지는 것만으로도 잠을 잘 수가 없다. 따라서 단지 에너지나 영양만을 보충해줘도 잠을 잘 자게 된다. 실제 임상에서 보약을 처방하면, 수면이 쉽게 개선되는 경우가 너무나 많다.

5. 허로병에 걸리면 치료하기 어렵다

부족해서 발생하는 문제라고 하면 '별거 아니네', '많이 먹으면 되는 것 아냐?', '채워주면 되는 거 아니야?'라고 생각하시겠지만, 그것이 그렇게 쉽지가 않다. 허로병은 단순하게 적게 먹어서 오는 병이 아니다.

현대인은 특별한 경우를 제외하고는 필요한 양보다 많이 먹는다. 영양이 부족하지 않다. 대부분 영양은 넘친다. 다만 영양이 대사활동으로 이어지지 않는 것이 문제다. 대사활동의 재료로 이용되지 못하는 영양은 오히려 노폐물로 작용한다. 단순하게 많이 먹으면 오히려 노폐물만 늘리는 부작용만 일어날 수 있다. 허로병은 대사능력의 부족이 심해진 질병이다. 여러 가지 문제들이 생명력을 떨어뜨린 후에 이차적으로 발생하는 질병이다. 에너지와 영양이 부족하다는 말의 정확한 의미는 에너지 대사와 영양의 대사가 적게 일어난다는 것이다. 다른 말로 표현하면 생명활동이 부족한 것이다. 에너지의 정상적인 생명활동과 영양의 정상적인 생명활동이 부족한 것이다. 단순히 많이 먹는다고 해결되는 것이 아니다. 대사능력이 부족한 상태에서 많이 먹으면 음식으로 인해 더욱 악화될 수 있다. 병이 걸리면 대부분의 경우 적게 먹는 것이 치료에 도움을 준다. 다만 못 먹어서 발생하는 영양결핍증으로 인한 질병은 영양보충이 먼저다.

허로병은 질병이므로 그에 맞는 전문의약품이 필요하다. 허로병을 치료해주는 전문의약품은 보약이다.

인체는 많은 에너지를 사용하면서, 섭취한 음식을 입과 위에서 소화하고, 장에서 흡수하고, 장과 간에서 해독하고, 간에서 사용처에 맞추어 재합성하고, 심장과 혈관을 통해 순환시키면서 세포에 전달하고,

세포에서 이용하고, 대소변과 땀으로 배출해야 한다. 에너지가 부족해지면 소화하지 못하고, 흡수하지 못하고, 순환하지 못하고, 세포에서 이용하지 못하고, 배설하지 못할 수 있다.

일단 영양을 섭취한다는 측면에서 설명해보겠다. 음식을 아무리 많이 먹어도 소화가 안 되면 그만이고, 장에서 흡수가 안 되면 그만이고, 흡수되어도 사용처에 맞추어 새로이 재합성되지 않아도 그만이고, 각각의 세포로 이동되지 못하거나 사용되지 못해도 그만이다.

에너지와 영양의 대사는 아주 복잡하게 이루어진다. 복잡한 만큼, 문제가 발생했을 때 원인을 찾고 진단하고 치료하는 과정은 너무나 어렵다. 어디에 문제가 있는지 정확히 알고 그 문제를 제대로 치료해줘야 하기 때문이다. 소화 하나만 치료하려고 해도 복잡하고, 흡수문제 하나만 치료하려고 해도 복잡하고, 재합성 문제나 세포로 이동하는 혈액순환 문제만 치료하려고 해도 복잡하고, 세포에서 이용되는 문제 하나만 치료하려고 해도 복잡하고, 배설의 문제 하나만 치료하려고 해도 어렵다. 이러한 문제들을 하나하나 진찰하고, 치료하려면 얼마나 복잡하겠는가?

이러한 어려움을 해결해줄 수 있는 간편한 치료체계가 보약으로 허로병을 치료하는 보법이다. 보법은 한의학의 여덟 가지 치료법 중의 한 가지다. 보법에 대해 이해한다면 치료는 간단해진다. 한의학에서 오랫동안 사용해오던 치료의 틀을 이용하여, 큰 부분부터 시작해서 세세한 부분까지 치료할 수 있기 때문이다. 큰 부분은 보기와 보혈이다. 쉬운 표현으로 에너지의 대사 능력 높이기와 영양의 대사 능력 높이기다.

허로병에는 꼭 알아야 할 중요한 특징이 있다. 진찰과 진단이 너무 어렵다는 것이다. 질병을 일으키는 문제들이 겉으로 잘 드러나지 않기 때문이다. 대사능력이 떨어져 문제가 있어도 반응을 하지 못하는 것이다. 인체가 어떠한 문제에 반응하려면 에너지가 필요하다. 에너지가 너무 많이 부족해지면 반응하지 못하므로, 증상을 겉으로 드러내지 못한다. 심할 경우 아무런 증상이 없을 수도 있다. 진찰은 인체가 드러내는 반응들을 살피는 과정이다. 드러나는 반응이 없다면 진찰할 근거가 없어진다. 따라서 치료법을 찾아내기도 어렵다.

증상을 잘 드러내지 않는 예로 에이즈를 들 수 있다. 바이러스가 침입하여 면역계를 망가뜨리는데도 그에 따른 증상들이 나타나지 않는다. 다만 기운 없고 피곤한 증상만 나타나는 것이다. 그러다가 아주 아무것도 아닌 감염에도 사람이 죽는 것이다. 에이즈를 허로병의 한 예라고 할 수 있다.

6. 약해진 것을 잘 보충해주는 생일체질

허로병을 치료하는 것은 어렵다. 하지만 생일체질을 이용하면 치료가 쉬워진다. 생일체질의 핵심은, 약해지게 만드는 근원을 찾아내고 그곳을 보충하여 건강을 회복시켜 드리는 것이다. 사람은 약해질 때 선천적으로 약하게 타고난 부분이 가장 많은 역할을 한다. 약하게 타고

난 부분을 찾아내고 그 부분을 정확하게 보충해주기 위해서는 선천적
으로 약하게 타고난 부분을 찾아내는 것이 가장 중요하다. 약하게 타
고난 부분을 쉽게 찾기 위한 수단으로 생일체질을 필자가 만들었다.

약하게 타고난 부분을 쉽게 찾아내고 가장 정확하게 보충해주는 방
법을 제시하는 것이 생일체질의 핵심이다. 허로병은 생일체질한의원의
주요 치료 대상이다. 따라서 몸이 약해져 나타나는 불면증도 생일체질
을 이용하여 치료할 때 더욱 효과가 좋다. 몸이 약해져 나타나는 불면
증도 생일체질한의원의 주요 치료 대상이다. 이 부분이 이 책의 가장
중요한 부분이 된다. 필자는 생일체질을 이용하여 치료하면서 불면증
치료의 경험을 많이 쌓았고, 한방신경정신과를 전공하면서 수면치료
의 전문지식을 보충하였다.

만약, 생일체질에 대해 알고 싶다면 '생일을 알면 건강이 보인다'는
필자의 책을 읽어 보시면 된다. 향후 '생일체질'이라는 제목으로 개정판
을 낼 예정이다.

▌나는 왜 약해질까?

몸이 약해지는 이유로는 크게 선천적인 결핍, 노화, 과로, 영양문제,
독소, 질병이 있다.

1. 선천적인 결핍

태어날 때부터 약한 부분이 있다. 다시 말해서 선천적으로 약한 부분이 있으며, 체질적 특성으로 작용한다. 보호해주지 않으면 빨리 약해져 대사 능력이 떨어지고 질병의 원인으로 작용한다. 전체적인 생명 활동이 약해지게 된다.

2. 노화

이십 대 초중반에 노화가 시작되면서 조금씩 대사활동이 약해지고 활력이 떨어진다. 특히 갱년기를 기점으로 그 노화 속도가 더욱 빨라진다. 여기에서 한번 짚고 넘어가야 할 것이 있다. 노화와 관련되는 질병은 완벽한 치료가 불가능하다는 점이다. 다시 젊어지게 할 수 없기 때문이다. 불편한 증상들만 줄이거나 없앨 수 있다. 치료를 목표로 삼아 너무 무리한 수단들을 이용하면, 얻는 것보다 잃는 게 더 많을 수 있다. 특히 갱년기 이후의 노화와 관련된 문제는 더욱 그러하다. 치료보다는 더 이상 나빠지지 않도록 해주는 관리의 의미로 접근하는 것이 좋다. 질병의 관리가 치료의 역할을 하는 것이다. 요즘의 치료 경향은 이것을 중시한다. 고치기 어려운 만성병들을 노화와 관련짓고, 적극적인 치료보다는 관리에 중점을 두는 경향이 있다. 관리를 잘하여서, 불편함을 줄이고 삶의 질을 높이고 수명을 연장하는 것이다.

3. 과로

육체적 과로

일하고 난 뒤에는 일정 시간 쉬는 것이 정상적인 삶의 패턴이다. 약해지지 않기 위해서는 쉬는 것이 특히 중요하다. 쉬면서 충분한 영양을 공급하여 조직을 재생하고, 에너지를 충전한 뒤 다시 활동해야 한다. 하지만 쉬지 않고 계속 소모적인 활동을 지속하면 에너지와 영양이 부족해지고, 노폐물의 과다한 축적으로 대사장애가 일어나 생명활동이 약해진다.

정신적 과로

에너지는 주로 근육에서 사용된다고 알고 있지만, 정신활동에 사용되는 에너지의 양이 의외로 많다. 근육에서 사용되는 에너지양과 거의 비슷하다. 지나치게 감정적이고 민감한 사람은 쉽게 약해질 수 있다. 감정에 깊이 빠져들면 에너지 사용이 빠르게 증가한다. 따라서 기쁨이나 슬픔이 커도 약해지고, 즐거움이나 분노나 우울함이 깊어도 약해지고, 생각을 많이 해도 약해진다.

쉬지 않아서 발생하는 심리적 긴장도 몸을 약하게 만드는 주요 원인으로 작용한다. 심리적으로 긴장하거나 스트레스가 많으면 정신활동에 사용되는 에너지의 양이 늘어난다. 에너지가 부족해지므로 회복과 관련된 활동은 상대적으로 줄어든다. 이러한 상태가 오랫동안 계속되면 몸이 더욱 약해진다.

인체의 에너지 사용에는 순서가 있다. 정신활동이 소화기 활동보다 먼저 사용한다. 에너지가 부족해지면 상대적으로 중요하지 않은 부분들부터 아끼기 시작한다. 대표적인 곳이 소화기다. 뇌에 공급되는 에너지는 가장 나중에 아낀다. 소화기의 에너지가 부족해지면 소화기에서 이루어지는 대사활동이 줄어든다. 영양의 유입에 장애가 일어나 더욱 약해지는 악순환이 발생하게 된다.

과로한 상태에서 가장 먼저 해야 할 일은 쉬는 것이다. 몸도 쉬어야 하고 마음도 쉬어야 한다. 쉬는 것의 핵심은 수면이다. 충분히 자는 것이 중요하다. 수면이 중요하므로 잠을 자야 할 야간에 자지 않고 일을 하는 것이 제일 건강에 해롭다.

4. 영양 문제

영양 결핍

심한 다이어트와 편식으로 발생한다. 성장기의 심한 다이어트는 영양 공급이 절대적으로 부족해져 성장발육과 장기의 성숙을 방해한다. 편식은 일부분만을 고정적으로 섭취하므로 다른 영양은 절대적으로 부족해진다. 그 영양을 필요한 대사가 일어나지 않으므로 전체적인 생명활동이 약해진다.

영양 과잉

현대인의 특성을 고려하여 몸이 약해지는 원인을 하나를 더 추가한다. '대사증후군'이다. 몸이 약해지는 것은 먹는 것이 부족하다거나 먹는 것에 비해 활동량이 많을 경우에 발생한다. 하지만 현대인은 많이 먹고 적게 활동해서 오히려 약해진다. 처음에는 약한 증상이 나타나지 않지만, 과다하게 흡수된 영양이 대사장애를 일으켜 결과적으로 몸을 약하게 만드는 것이다. 현대의 풍요로운 먹거리와 넘쳐나는 열량 위주의 가공식품과 야식과 간식이 주요 원인으로 작용한다.

과다한 영양 섭취의 이면에는 마음의 문제가 있다. 마음의 문제가 긴장감을 일으킨다. 긴장감을 안정시키기 위해 성취감을 맛보려고 한다. 대체욕망을 이용하는 것이다. 가장 쉬운 성취는 식욕이다. 자꾸 먹거리를 찾게 되고 군것질을 하게 된다. 또한 단맛 자체에도 긴장을 해소하는 효과가 있다. 이때에는 마음의 문제를 치료하고 긴장감을 풀어주는 한약이 영양 과잉을 치료해주는 전문의약품 역할을 한다. 한약으로 비만 고지혈증 당뇨를 치료하는 것이다.

또 대사능력의 부족으로 영양 과잉이 발생할 수 있다. 대사능력이 높을 때는 많이 먹고 대사능력이 낮을 때는 적게 먹어야 한다. 만약 대사능력이 낮은데도 먹는 양을 줄이지 않는다면 상대적인 영양 과잉이 된다. 노화현상이 본격적으로 나타나는 중년 이후에는 영양 과잉에 노출될 가능성이 더욱 높아진다. 이때에는 대사능력을 높여주는 보약이 영양 과잉을 치료해주는 전문의약품 역할을 한다. 보약으로 비만 고지혈증 당뇨를 치료하는 것이다.

5. 독소

인체 내에 머무르면서 생명활동을 방해하는 기운이나 물질이나 작용이다. 생명활동이 방해받으면 영양이 부족한 것과 같은 결과가 나타난다. 생명활동이 부족해진다. 계속되면 결국 약해진다.

마치 전선에 문제가 있어도 전구가 안 켜지고 전력이 부족해도 전구가 안 켜지는 것과 같다.

6. 질병

질병에 걸리면 정상적인 생명활동이 고장 난다. 병이 계속될수록 몸이 점점 약해진다. 가능하면 빨리 병을 고쳐야 한다. 너무 늦어지면 본래의 기능을 100% 회복하지 못할 수가 있다. 병을 고친 후에는 회복 기간을 배려해야 한다. 겉으로 증상이 모두 사라지더라도 속으로는 회복되지 못했을 가능성이 있기 때문이다. 회복 기간을 이용하여, 질병으로 약해진 생명활동을 다시 정상으로 회복시킨다. 완벽한 치료의 기준은 생명활동의 완전한 회복이다.

▌약함을 넷으로 구분

생명활동의 주요 요소를 한의학에서는 기혈음양으로 표현한다. 따라서 허증을 기허, 혈허, 음허, 양허로 구분한다. 기가 부족해도 약해지고 혈이 부족해도 약해지고 음이 부족해도 약해지고 양이 부족해도 약해지기 때문이다. 증상들은 아주 다양하게 나타나지만, 모두 이 네 가지 원인에서 비롯되고 이 네 가지 유형으로 구분한다.

'기'가 부족하다는 것은 생산되는 '생명활동에너지가' 부족하다는 것을 의미한다. '혈'이 부족하다는 것은, 분해된 영양을 재합성하여 만들어내는 여러 가지 '생명활동물질'들이 부족하다는 것을 의미한다. '음'이 부족하다는 것은 열기를 조절해주는 '생명활동의 안정'이 부족하다는 것을 의미한다. 양이 부족하다는 것은 체열을 생산해주는 '생명활동의 촉진'이 부족하다는 것을 의미한다.

이해를 돕기 위해서, 석유를 태워서 에너지를 만들고 움직이는 자동차를 예로 들어보자. 석유는 재료다. 석유를 불이 태운다. 냉각수가 과열을 막아 발전을 계속할 수 있다. 발전되어 생산된 전기로 바퀴를 돌려 움직인다. 자동차에 비교하여 인체를 생각해보자. 석유를 태워 기계를 돌리듯이, 사람은 음식을 먹고 인체를 돌린다. 먼저 음식을 먹고 공기를 마신다. 공기와 음식이 만나 에너지와 열을 만든다. 그 과정에서 체액이 과열을 막아 에너지 생산을 지속할 수 있다. 생산된 에너지로 생명활동을 한다. 이를 바탕으로 생각해보면, 석유는 음식이고 점화장치는 산소다. 석유와 점화장치가 만나서 만들어지는 전기는 에너지고 구조물은 영양이고 발생하는 열은 체열이고 냉각수는 체액으로 연결될 수 있다.

생산되는 에너지는 '기'다. 생산되는 열은 '양'이다. 냉각수로 작용하는 체액은 '음'이고, 생산된 에너지로 재합성한 영양들은 '혈'이다. 다만 기의 의미는 안과 밖의 위치에 따라 달라진다. 인체에서 대사되기 전인 밖에 있는 상태에서는 공기를 의미하고, 인체에서 대사된 후인 안에 있는 상태에서는 에너지를 의미한다. 또한 음식은 인체로 들어와 영양으로 바뀐다. 안과 밖의 위치에 따라 다르게 표현된다. 밖에 있는 상태인 음식은 (기)미로 표현되고, 안에 있는 영양은 혈로 표현된다. 외부의 기운과 물질을 '기'와 '미'로 표현하므로, 복용하기 전의 상태에 있는 한약의 특성을 설명할 때도 '기'와 '미'의 표현을 사용한다.

영양과 에너지가 있으면 생명활동이 이루어진다. 따라서 기혈은 생명활동을 시작하는 기초적인 요소가 된다. 생명활동을 지속하려면 항상성을 유지해야 한다. 항상성의 대표는 체온이다. 체온을 조절해주는 음양은 가장 효율적인 생명활동을 인도한다.

기, 혈, 음, 양 한가지라도 부족하면 생명활동에 문제가 발생하고, 지속할 수도 없다. 따라서 기, 혈, 음, 양이 부족해지면 약해지고, 허로병을 만든다.

▎약해지면 못 자지

1. 약하면 못 자는 이유

수면은 생명활동이다. 그 자체로 생명활동이 된다. 생명활동의 가장 중요한 부분을 차지하면서 다른 부분들과 서로 밀접하게 연결되어 있다. 수면부분만 따로 분리되어 활동할 수 없다. 따라서 모든 부분이 건강한데, 잠만 못 잔다는 것은 있을 수 없는 일이다. 반대로 어느 한 곳이라도 건강하지 못하면 잠을 잘 자지 못하게 된다. 이런 까닭에, 전체적인 인체의 상태를 고려하지 않고 불면증만을 따로 떼어내어 원인과 치료법을 찾는 것은 잘못된 일이다.

허로병은 정상적인 생명활동의 부족한 상태가 오래된 것이다. 이미 많은 부분에서 정상적인 생명활동이 이루어지지 못하고 있다. 생명활동의 중심에는 수면이 있다. 따라서 몸이 약해지는 것만으로 불면증이 발생하게 된다.

실제 임상에서 보약을 처방하면, 수면이 쉽게 개선되는 경우가 너무나 많다. 약해진 몸이 불면증의 주원인으로 작용하는 것을 임상에서 많이 확인할 수 있다. 따라서 수면을 개선하려면, 생명활동을 회복시키고 그 상태를 지속시켜야 한다. 생명활동을 촉진하려면 기혈을 보충한다. 생명활동을 지속하려면 음양을 보충한다. 생명활동 자체가 활발해져야 잠을 잘 자는 것이다.

약해지면서 나타나는 불면증에는 갱년기 증후군으로 인한 불면증과 노인성 불면증도 포함된다. 나이가 들면 인체의 생명활동이 저절로 약해진다. 생명활동이 약해지는 것과 함께 잠자는 시간도 줄어들고 수면의 질이 나빠진다. 사람은 어릴수록 많이 자고 나이들 수록 적게 잔다.

따라서 노화와 함께 불면증이 진행됨을 알 수 있다. 갱년기는 노화의 증상이 겉으로 드러나는 시기이다. 이때에도 불면증은 심하게 나타날 수 있다.

2. 못 자는 이유도 네 가지

약해지는 유형은 네 가지다. 기허, 혈허, 음허, 양허다. 따라서 약해서 발생하는 불면증도 네 가지로 나눌 수 있다. 기허에서 비롯되는 불면증, 혈허에서 비롯되는 불면증, 음허에서 비롯되는 불면증, 양허에서 비롯되는 불면증이다.

3. 기(생명활동에너지)가 부족해도 못 자

살이 눌려 못 잔다

기운이 있다는 것은 탄력이 있다는 것이고 저항력이 있다는 것이다. 기운이 없다는 것은 탄력이 없다는 것이고, 저항력이 없다는 것이다. 축구공을 예를 들어보자. 기운이 있다는 것은 축구공에 공기가 충분히 들어가서 탄력적이 되는 것을 의미하고, 기운이 부족하다는 것은 공기가 부족해서 탄력이 없고 쭈그러든다는 것을 의미한다.

잠을 잘 때에는 보통 8시간 정도를 누워있는 것이다. 누우면 살이 눌린다. 그것도 8시간을 눌리는 것이다. 눌리는 것도 기본적으로는 잠을 방해한다. 다만 그 눌림을 이겨내면서 자는 것이다. 만약 에너지가 부족하다면 공기가 부족한 축구공처럼 탄력을 잃고 저항력이 떨어져, 눌리는 것을 이겨내지 못할 수 있다. 눌리는 것을 이겨내지 못하면, 저리고 뻣뻣해지고 심하면 근육들이 아파진다. 눌리는 것을 줄이기 위해 이리 누웠다, 저리 누웠다 하면서 깊은 수면에 빠져들지 못하고 얕은 수면만 취하게 된다.

수면활동이 부족해져 못 잔다

에너지는 수면활동의 재료다. 재료가 부족하면 수면활동이 부족해진다. 잠을 자지 못한다.

한의학의 '기'는 ATP*에 비유

이해를 돕기 위해서 가설적으로 설명하면, 미토콘드리아에서 ATP 생산이 부족한 것을 '기'가 부족한 것으로 이해할 수 있다.

산소의 흡수가 부족하거나 산소와 결합하여 에너지를 만들어내는 영양의 섭취가 부족해지면 생산이 부족해지므로 ATP가 부족해진다. ATP를 소비하는 정신적 활동과 육체적 활동이 과다해지면 ATP가 부족해진다. 미토콘드리아의 양이 적거나 기능이 떨어지거나 병들어도 부족해진다.

---

*ATP

아데노신에 인산기가 3개 달린 유기화합물로 '아데노신3인산'이라고도 한다. 모든 생물의 세포 내 존재하며 에너지대사에 매우 중요한 역할을 한다.

에너지가 부족할 때 나타나는 증상

게으르고, 움직임과 말에 힘이 없고, 소리가 작으며, 말하기를 귀찮아하며 말수가 적다. 식욕이 없어 먹기를 싫어하거나 적게 먹고, 대변이 묽거나 설사가 잘 나고, 호흡이 짧고 숨이 차고, 식은땀이 잘 나고, 혀의 색이 하얗고 얼굴이 창백하다. 맥에 힘이 없다.

한의학에서 말하는 기운이 없는 것에 대하여 이해도를 높여드리기 위해, 70대 중반의 여성 환자분의 질문을 들어 설명해본다. "기운이 없으면 왜 토할 것 같으면서 울렁거리느냐?"고 물으신다. 한의학에서는 기운이 없다는 의미를 여러 가지로 해석하는데, 일단 전체적으로 체력이 떨어진다는 의미로 해석해보자. 체력이 떨어지면 떨어진 체력에 대응하기 위하여 우리 몸은 에너지 사용을 절약상태로 바꾼다. 절전의 주요 대상은 소화기다. 잠시라도 활동하지 않으면 안 되는 심장, 폐, 신장, 뇌 등과 달리 소화기는 항상 일하지 않아도 된다. 사실 긴 시간을 쉬어도 생명에 지장이 없다. 따라서 소화기의 에너지 사용을 금지한다. 소화기는 운동의 진행방향이 입에서 항문으로 흐른다. 운동하면 입에서 항문으로 음식이 움직여가지만, 운동하지 않으면 음식이 움직이지 않고 정체될 수 있다. 그 정체가 몸에 부담을 준다면 어떻게 되겠는가? 정체된 부분에서 가장 가까운 배출구로 얼른 내보내고 싶을 것이다. 따라서 기운이 없으면 위에 있는 음식을 입으로 다시 내보내고 싶어지는 것이고, 구토감이 일어나게 된다. 그나마 힘이 남아 있으면 토해낼 것이지만, 너무 기운이 없으면 그러한 느낌 만 느낄 뿐이다.

너무 피곤할 때, 꾸역꾸역 음식을 먹거나 조금이라도 과식을 하면 체하게 되는 원리도 이와 같다. 심한 경우 조금만 먹어도 체할 수 있다. 이때에는 기운 나는 한약을 복용하는 것이 제일 좋은 소화제가 된다. 당연히 기운이 없어서 잠을 못 잘 때도 기운 나게 해주는 한약을 복용하는 것이 제일 좋은 수면제가 된다.

무력체질에서 잘 나타난다

생일체질적으로 기운이 약해지기 쉬운 체질은 무력체질이다. 무력체질이란 말에 이미 그 의미가 들어 있다. 체질적으로 에너지를 생산해내는 능력을 약하게 타고 난 체질이다. 무력체질은 봄에 태어나시는 분들과 관련이 많은 체질이다. 다시 말해서 봄에 태어나시는 분들은 대체로 무력체질의 경향이 강하다.

4. 혈(생명활동물질)이 부족해도 못 자

말초순환 부족이 수면을 방해한다

잠을 자려면 심장의 활동이 진정되어야 한다. 진정되려면 말초혈관에 혈액의 공급이 잘 되어야 한다. 다시 말해서 심장이 말초혈관으로 혈액을 공급해주는 부담이 없어야 한다. 만약 동일한 심장박동하에서 혈액의 총량이 부족해지면, 말초에 도달하는 혈액의 양이 줄어든다. 말초에 같은 양을 보내주기 위해서는 심장의 박동이 늘어나야 한다.

심장의 박동이 많아지면 흥분되므로 잠에 쉽게 들지 못한다.

한의학의 '혈'은 리보솜*과 간세포에서 생산하는 기초대사물질에 비유

이해를 돕기 위해서 가설적으로 설명하면, 리보솜과 간세포에서 기초대사물질의 생산이 부족한 것을 '혈'이 부족한 것으로 이해할 수 있다. 특히 분비물을 만들어내는 세포들의 대사물질이다.

흡수되는 영양이 부족하거나, 영양이 세포까지 잘 전달되지 못하거나, 미토콘드리아에서 영양을 과다하게 열과 에너지로 바꾸면 기초대사물질이 부족해진다.

기초대사물질이 부족할 때 나타나는 증상

기초대사물질은 대사에 재료가 되는 영양물질이다. 기초대사물질이 부족하면 분비선의 분비물도 부족해진다. 따라서 피부와 점막이 건조해진다. 근육이 뻣뻣해져 관절이 약해진다. 소화액이 부족해져 소화가 안 된다. 장액이 부족해져 대변의 배설이 약해진다. 또 혈액의 생산이 부족해지고, 혈액순환이 약해진다. 이와 함께 어지럽고 눈이 침침하며 얼굴색이 누렇게 변하고, 야위고 입술과 손톱의 색이 하얗고 가슴이 두근거리면서 불안하고 두렵고, 혀의 색이 하얗고 맥이 가늘며 생리의

＊리보솜

아미노산을 연결하여 단백질 합성을 담당하는 세포소기관이며, 리보솜 RNA와 단백질로 이루어져 있다.

양과 주기가 불규칙해진다.

건조체질에서 잘 나타난다

생일체질적으로 영양을 재합성하여 분비물을 만들어내는 대사가 약해지기 쉬운 체질은 건조체질이다. 건조체질이란 말에 이미 그 의미가 들어 있다. 물질을 생산해내는 능력을 약하게 타고 난 체질이다. 건조체질은 가을에 태어나시는 분들과 관련이 많은 체질이다. 다시 말해서 가을에 태어나시는 분들은 대체로 건조체질의 경향이 강하다.

5. 음(생명활동의 안정)이 부족해도 못 자

떨어지지 않는 체온이 수면을 방해한다

잠을 자려면 체온이 낮보다 약간 내려가고, 낮에 활동할 때 발생했던 흥분들이 모두 안정되어야 한다. 만약 음기가 부족하면 체온도 내려주지 못하고 안정도 시켜주지 못한다. 따라서 잠에 쉽게 들지 못한다.

한의학의 '음'은 체액과 대사안정 호르몬에 비유

이해를 돕기 위해서 가설적으로 설명하면, 체액과 대사안정 호르몬의 생산이 부족한 것을 '음'이 부족한 것으로 이해할 수 있다. 열 생산이 과다한 것으로 간략하게 설명할 수 있겠다.

산소와 결합하는 영양이 과잉되거나 피부 안쪽의 지방이 열 발산을 막거나 수분흡수가 부족하거나 호르몬 생산이 부족해지면 체액과 대사안정 호르몬이 부족해진다.

대사안정물질이 부족할 때 나타나는 증상

음기는 흥분을 가라앉히고 체온을 내려주는 작용을 하는 기운이다.
음기가 부족하면 얼굴로 열기가 오르고, 심장이 두근거리고 숨이 차고
입이 마르고, 소변을 자주 보고 성격이 급해지고 흥분을 잘한다.

체형이 마르고 어지럽고 귀가 울리고(이명) 입술이 빨갛고 관자놀이
가 붉어 보이며, 가슴이 허전하면서 두근거려 잠들지 못하고, 하루 중
한두 번 일정 시간이 되면 가슴이나 등과 얼굴로 열감이 오르거나 숨
이 차고, 기침이 나고 가래에 피가 섞여 나온다. 혀의 색이 붉고, 혀 위
의 하얀 태가 정상보다 적어지고 맥이 가늘고 빠르게 뛴다.

열체질에서 잘 나타난다

생일체질적으로 열이 발생하기 쉬운 체질은 열체질이다. 열체질이란
말에 이미 그 의미가 들어 있다. 열기를 조절해주는 능력을 약하게 타
고 난 체질이다. 열체질은 여름에 태어나시는 분들과 관련이 많은 체질
이다. 다시 말해서 여름에 태어나시는 분들은 대체로 열체질의 경향이
강하다.

6. 양(생명활동의 촉진)이 부족해도 못 자

체온 부족이 수면을 방해한다

잠을 자려면 체온과 방안의 온도가 적당해야 한다. 양기가 약해지면 체온이 떨어진다. 체온이 떨어지면 방안의 온도가 조금만 추워도 잠을 못잔다. 깊은 잠을 잘 수가 없다. 혹 자더라도 마치 얻어맞은 것처럼 몸이 뻐근하고 불편하다.

한의학의 '열'은 미토콘드리아의 열 생산에 비유

이해를 돕기 위해서 가설적으로 설명하면, 미토콘드리아에서 열 생산이 부족한 것을 '양'이 부족한 것으로 이해할 수 있다.

산소와 만나서 열로 변하는 영양의 부족, 체온을 내리는 수분의 과잉과 운동이나 활동의 부족에서 비롯될 수 있다.

체온이 부족할 때 나타나는 증상

양기는 체온을 올리고 대사를 촉진해주는 작용을 하는 기운이다. 양기가 부족하면 손발과 배가 차고, 추위를 많이 탄다. 때론 심해진 냉기에 막혀 내려가지 못한 심장의 열기가 역류하여 얼굴로 올라오게 된다. 체온이 떨어지니 독감에 잘 걸리고 몸에 통증이 잘 발생한다.

얼굴이 창백하고 손발이 차고 냉하며, 의욕이 없어 보이고 활력이 부족하다. 허리 무릎이 냉하면서 시큰거리고, 다리에 힘이 없으며 순환장애가 생긴다. 소변이 물처럼 맑고 입술이 창백하고 혀가 담백하

고, 혀 위의 백태가 어둡다. 맥이 가라앉으면서 느리고, 약하고 또는
가늘다.

냉체질에서 잘 나타난다

생일체질적으로 열기가 부족해지기 쉬운 체질은 냉체질이다. 냉체질
이란 말에 이미 그 의미가 들어 있다. 열을 생산해내는 능력을 약하게
타고 난 체질이다. 냉체질은 겨울에 태어나시는 분들과 관련이 많은 체
질이다. 다시 말해서 겨울에 태어나시는 분들은 대체로 냉체질의 경향
이 강하다.

02
잠 잘 자게 해주는 보약

보약을 알려면 먼저 한약을 알아야 한다

한약을 연구하고 임상에 이용하는 학문은 본초학이다. 본초학은 한약들을 관찰하고, 분석하고, 설명하고, 치료에 이용하는 방법을 연구하는 분야다. 본초학의 이해를 돕기 위하여 산조인을 예로 들어 설명해본다. 산조인은 불면증을 치료해주는 대표적인 한약이다.

한약은 기원, 기미, 귀경, 주성분, 주요효과, 임상응용방법, 1회와 1일의 적당한 복용량, 주의할 점 등으로 나누어 설명한다. 이것들을 크게 세 가지로 통합할 수 있다. 한약의 자격, 한약과 환자의 궁합, 한약의 이용이다. 기원은 한약의 자격을 설명하는 것이다. 기미는 한약과 환자의 궁합을 설명하는 것이다. 귀경, 주성분, 주요효과, 임상응용방법, 1회 1일의 복용량은 한약의 효과적인 이용을 설명하는 것이다.

1. 한약의 자격

기원은 한약의 자격을 설명하는 것으로서, 약물의 품종을 식물학적 또는 생물학적으로 정확하게 규정한다. 약재의 약효를 보증하기 위한 규정이다. 산조인을 예로 들어 기원을 살펴보면, 산조인을 서리과(Rhamnaceae) 멧대추(Zizyphus jujuba Mill)의 성숙종자를 건조한 것으로 정의하고 있다. 여기에 더하여 약효를 내는 유효물질의 포함량을 규정한다. 유사품종이거나, 진품이라도 유효물질의 포함량이 부족하면 약재로 사용할 수 없다. 또 불순물이 섞여 있거나 해로운 물질이 섞여도 한약재로 사용할 수 없다. 한약재로 사용할 수 있는 기준에 도달하지 못하면 모두 폐기 처분한다. 한약재의 기준에 합격한 것들만 제약회사에서 '한약규격품'으로 포장하여 한의원에 공급하고, 한의원은 '한약규격품'으로 포장된 한약만을 이용하여 처방약으로 만든다.

과거에는 기원 부분을 한의사가 담당하고 책임을 지었지만, 현재는 제약회사와 식약청이 담당하고 책임을 진다. 다만 한의사는 무조건 제약회사에서 검증하고 포장한 한약규격품만을 사용한다. 또 검증된 제약회사의 제품만을 사용하는 것은 한의사의 법적인 의무다.

2. 한약과 환자의 궁합

기미는 세 가지로 나누어 구분된다. 약성과 약미, 독성유무다.

약성은 한약의 성질로서 한약이 인체에 흡수된 후에 몸을 따뜻하게 해주나, 차게 해주나를 구분한다. 온, 열, 대열, 량, 한, 대한, 평으로 구분하는데, 온은 따뜻하게 해주는 수준, 열은 뜨겁게 해주는 수준, 대열은 아주 뜨겁게 해주는 수준, 량은 시원하게 해주는 수준, 한은 차게 해주는 수준, 대한은 아주 차게 해주는 수준, 평은 체온에 영향을 주지 않는 수준으로서 시원하게도 안 하고 뜨겁게도 안 한다. 한약이 인체에 작용하여도 체온에 문제가 일어나지 않아야 그 한약을 복용할 수 있다. 몸이 차면 따뜻하게 해주는 한약을 복용할 수 있고, 몸이 뜨거우면 시원하게 해주는 한약을 복용할 수 있다. 몸이 찬데 시원하게 해주는 한약을 복용하면 너무 차가워져 체온에 문제가 일어나므로 복용할 수 없다. 몸이 뜨거운데 따뜻하게 해주는 한약을 복용하면 너무 뜨거워져 체온이 문제가 일어나므로 복용할 수 없다.

  사람은 필요한 것이 생기면, 입맛이 변한다. 임신하면 신맛 나는 음식이 먹고 싶어지고, 구역질이 나면 매운맛 나는 음식이 먹고 싶어지고, 긴장되면 단맛 나는 음식이 먹고 싶어지는 것과 같다. 내 몸에 필요한 것이 지니고 있는 맛을 좋아하게 되는 것이다. 따라서 입맛에 맞으면 내 몸에 맞는 것이 되고, 입맛에 맞지 않으면 내 몸에 맞지 않는 것이 된다. 한약의 맛도 이러한 기능이 있다. 쓴맛이 당기면, 처방할 때 쓴 맛 나는 한약을 먼저 선택한다. 매운맛이 당기면, 처방할 때 매운맛 나는 한약을 먼저 선택한다. 다른 맛들도 이와 같다. 현대 과학에서는 입맛을 세균들과 연관 지어 해석하기도 한다. 장내 유익균들이 자신들이 필요한 음식을 먹도록 유도하기 위해, 뇌에 요구하는 방향으로 입맛이 정해진다는 것이다. 프로바이오틱스나 프리바이오틱스를 이해하는 기준으로 삼을 수도 있다. 음식이나 한약과의 궁합을 정하는 기준으로 입맛이 작용한다.
  다만 스트레스나 기능의 문제로 발생하는 왜곡된 입맛은 고려의 대상에서 제외한다. 잘못된 입맛을 고려하여 음식이나 한약을 선택하면,

오히려 해가 될 수 있기 때문이다.

내 몸과 한약의 궁합이 맞으면 그 약을 먹을 수 있다. 만약 맞지 않으면 그 한약은 복용하지 않는다.

만약 조금이라도 독성이 있는 한약은 사용하지 않는 것이 좋다. 응급한 질병에 꼭 필요한 경우라면 일시적으로 사용할 수 있다. 다만 이때에는 한약 전문가인 한의사만 사용할 수 있다.

산조인을 예로 들어 기미를 살펴보면, 성은 평하고, 미는 달고 또한 시며, 무독이다. 풀어보면, 체온에는 변화를 주지 않고, 맛은 달고 시므로 몸을 편안하게 또한 탄력적으로 변화를 주고, 독성은 없다는 의미이다.

3. 한약의 이용

귀경은 한약재가 흡수된 후에 인체에 주로 작용하는 부위를 규정한다. 예를 들어 소화기계에 주로 작용하느냐 폐기관지에 주로 작용하느냐를 규정한다.

산조인을 예로 들어 귀경을 살펴보면 심 비 간 담경이다. 심장의 순환계, 비장의 소화계, 간담의 신경계에 주로 작용한다는 의미이다.

주성분은 현대 약리학적으로 약효를 가지는 성분들을 규정한다.

산조인을 예로 들어 살펴보면, 주로 betulic acid C30H48O3, betulin C30H50O2 등의 saponin. 이밖에 지방유, 베타-sitosterol, 단백질, 유기산 등을 함유하고 있다.

주요효과는 한의학적으로 어떤 효과를 지니고 있는지를 밝혀주는 것이다. 예를 들어 정신을 맑게 해준다든지 소화를 촉진한다든지 잠을 잘 자게 해준다는 등이다.

산조인을 예로 들자면, 양간(養肝), 영심(寧心), 안신(安神), 염한(斂汗)이다. 설명하자면 간기능계의 대사를 촉진하고 심장을 편안하게 해주고 마음(정신)을 안정시키고 땀이 나는 것을 줄여준다는 의미다.

임상응용방법은 실제 임상에서 어떠한 종류의 질병들에 이용할 수 있는지를 밝혀준다. 산조인을 예를 들면 불면증에 처방하거나 허약한 사람이 땀을 많이 흘릴 때 처방한다.

1회 복용량은 한번에 몇 그램을 복용하는 것이 적당한지를 밝혀준다. 또한 과다했을 때의 문제를 설명한다.

산조인을 예로 들면 적당한 1회 복용량은 9~18g, 대량으로 처방하면 21~24g, 최대 30g까지다. 대량으로 써서 혼수(昏睡), 지각상실(知覺喪失)을 초래하였다는 보고가 있다. 복용량을 지켜야 한다.

주의할 점은 한약을 이용할 때 주의해야 할 점이다. 뚱뚱한 사람에게는 적합하지 않다거나 많이 복용하면 소화장애가 올 수 있다거나 하는 것을 밝혀준다.

산조인을 예로 들면, 정확한 사용을 위해 볶는 것에 주의해야 한다. 실험 data와 임상시험에 의하면 생으로 사용할 때와 볶아서 사용할 때 다른 효과가 나타난다. 따라서 적응증에 맞추어 다른 상태로 이용한다. 허열, 정신황홀, 혹은 번조(煩躁), 피핍(疲乏) 등의 증상이 있을 때는 진정효과가 강한 생것, 혹은 반은 생으로 반은 볶은 것을 쓰는 것이 좋다. 수면을 유도하거나, 소화불량 자한(自汗) 등 비위의 기운이 약한 증상이 있을 때는 볶아서 사용하는 것이 좋다.

▌보약이란?

보약은 약한 부분을 보충하고 활동을 촉진한다. 여기에서 중요한 것이 있다. 약해졌다는 부분의 정확한 이해다. 에너지나 영양을 넘어서는 중요한 의미가 있다. 단순하게 접근해서는 제대로 알 수 없다. 정확한 의미는 '저절로 생명활동을 지속하는 힘'이다. 즉 내 안의 '생명력'이다. 보약을 복용하는 궁극의 목표는 '저절로 생명활동을 지속하는 힘'이 약해진 것을 다시 회복시켜주는 것이다. 다시 말해서 단순하게 '약해진 것을 강하게 해준다.'는 것이 아니라, 약해진 '생명력' 또는 약해진 '생명활동' 또는 약해진 '대사능력' 또는 깨어진 '항상성'을 다시 회복시킨다는 것이다. 결국 기를 보충하고, 혈을 보충하고, 음을 보충하고, 양을 보충하는 것은 생명력, 생명활동, 대사능력, 항상성을 회복시키기 위한 수단이 된다. 회복되면 다시 스스로 건강을 유지한다.

평소 충분한 생명력을 지닌 인체는 스스로 호흡을 조절하고, 스스로 소화와 배설을 조절하고, 스스로 잠을 조절하여 생명과 건강을 유지하는 능력이 있다. 이 능력이 여러 가지 원인으로 발휘되지 못하면, 몸의 여러 곳에 문제가 발생한다. 문제가 되는 부분들이 다시 생명력을 더욱 약하게 만든다.

보약은 대사를 촉진하고 생명활동을 왕성하게 만들고 생명력을 회복시키고 면역력을 강화시킨다.

한편 보약은 인체 내로 흡수되어 정상적으로 대사되면서 치료효과를 만들어 낸다. 보약이 소화 흡수 대사 배설되는 과정 자체가 치료효과를 내는 것이다. 치료효과를 내면 모두 다 배설된다. 하지만 양약을 비롯한 자극물은 정상적인 대사과정을 방해하면서 치료효과를 내는 측면이 있다. 정상적인 대사과정을 방해하므로 면역억제 효과를 포함한다.

▌보약의 효능

보약은 모든 생명활동을 도와준다. 생명활동이 촉진되고 회복되는 과정에서 인체의 모든 기능이 좋아지며 강화된다. 기본적으로 잘 자고, 잘 소화하고, 잘 배설하고, 잘 호흡하게 해준다. 잘 순환되게 해주고, 잘 움직이게 해주고, 잘 생각하게 해주고, 외부 자극에 잘 반응하게 해주고, 스트레스와 손상과 질병을 잘 이겨내게 해준다. 특히 체력을 회복시키고, 면역력과 자연 치유력을 높여주고, 항노화 효과가 있다는 점이 중요하다.

생명활동은 수없이 많은 요소로 구성된다. 약해지는 부분도 아주 다양하다. 따라서 보충하는 방법도 다양하고 보약의 종류도 아주 다양하다. 보약은 종류에 따라 효과가 각각 다르다. 약한 부분과 정확하게 맞는 보약이 아니면 효과가 나타나지 않는다. 보약이 효과를 발휘하기 위해서는 진찰과 처방이 모두 정확해야 한다. 약해진 부분을 정확하게 찾아내야 하고, 그 부분을 가장 잘 보충해주는 보약을 정확하게 찾아내야 한다. 그래야 높은 효과를 얻을 수 있다.

이해에 도움을 주기 위해 항아리가 깨어지는 과정을 살펴보겠다. 항아리를 높은 곳에서 떨어뜨리면 바닥에 부딪히면서 깨진다. 그런데 여기에서 중요한 것이 있다. 일반적으로 부딪힌 곳이 깨지는 것이 아니라, 본래 제일 약했던 곳이 깨진다는 사실이다. 부딪힘의 충격이 항아리 전체에 전달되면, 제일 약했던 부분이 받아들이는 충격이 상대적으로 가장 크다. 따라서 그곳이 깨지는 것이다.

생활 속에는 생명력을 방해하는 수많은 요소가 있다. 그들이 생명력에 지속적인 충격을 주면, 생명력을 구성하는 부분 중에서 제일 약하게 타고난 부분이 가장 큰 피해를 본다. 따라서 건강을 지키고 오래 살기 위해서는 그곳을 일찍 찾아내고 관리해야 한다. 지속해서 보호하고 보충해주는 것이다.

여기에서 핵심은 네 가지다. 첫째는 사람마다 약하게 타고나는 부분이 다르다. 이것이 필자가 생일체질을 만들게 된 이유이기도 하다. 둘째는 제일 약하게 타고 난 부분을 정확하게 알아야 한다. 셋째는 그 부분을 계속해서 보호해야 한다. 넷째는 보약을 이용하여 보충한다.

보약은 약한 부분이나 기능을, 보충하고 보호하는 일을 한다. 그 효과가 극대화되려면 약하게 타고난 부분을 정확하게 파악해야 한다. 따라서 제대로 된 보약을 복용하려면, 생일체질을 이용하여 선천적으로 약하게 타고난 부분을 정확하게 찾아내는 것이 중요하다.

보약은 양약을 복용할 때도 도움을 줄 수 있다. 생명활동이 부족해지면 자극에 대한 반응이 잘 일어나지 않는다. 양약의 자극에도 반응하지 않을 수가 있다. 이때 보약을 복용한다. 보충된 에너지가 양약의 흡수율과 대사율을 높여주고 약물에 대한 반응력을 향상 시켜주기 때문이다. 만약 양약을 복용해도 아무런 효과가 없다면 보약을 복용해 보자. 작용하지 못하던 양약이 작용하여 효과가 나타날 수 있다.

▌보약치료는 한의학 원리를 모두 이용한다

보약은 한의사가 한의원에서 한의학을 바탕으로 전문적으로 진찰하고 처방하는 전문의약품이다. 보약을 알기 위해서는 한의학의 기본원리를 이해하는 것이 필요하다. 한의학에 대한 이해가 많을수록, 불면증을 잡아주는 보약을 잘 이용할 수 있다.

한의학은 전체적, 통합적, 융합적, 상대적, 상호의존적이다. 한의학의 특성을 반영하여 간을 살펴보자. 간은 홀로 분리되어 간으로서만 존재할 수 없다. 간이 존재하려면 기본적으로 사람의 생명 자체가 건강을 유지해야 한다. 생명이 유지되려면 호흡과 체온과 혈압과 맥박 등의 생명활동이 건강을 유지해야 한다. 또한 장에서 흡수된 영양이 혈액을 통해 간으로 들어와 사용되어야 한다. 쓸개즙이 담관과 장과 항문을 통해 나가야 한다. 폐에서 흡수된 산소가 혈액을 통해 간으로 들어와 사용되면서 이산화탄소로 바뀌고, 이산화탄소가 혈액과 폐를 통해 나가야 한다. 이와 같이 간의 문제는 단순히 간만의 문제가 아님을 알 수 있다. 전체적인 이해 속에서 간을 보아야 간의 문제를 제대로 이해할 수 있고 치료할 수 있다.

한의학의 특성을 반영하여 불면증을 살펴보자. 불면증도 불면증으로서만 존재할 수 없다. 불면증은 인체의 모든 생명활동과 밀접하게 연결되어 있다. 인체가 건강하면 잘 자고 건강하지 못하면 불면증이 발생되는 것이다. 불면증도 전체적인 이해 속에서 진찰되고 치료되어야 한다.

한의학의 특성을 반영하여 보약을 살펴보자. 보약은 단순히 어디 한 곳이 약하면 바로 그곳을 보충해주는 약을 복용하는 것이 아니다.

신체 기관 중 한 부분을 A라고 하자. A에 문제가 발생했다. 한의학은 상호의존적이고 통합적이고 전체적이므로, 단순히 A의 문제로만 끝나지 않는다. 다른 B, C, D, E 등 주변으로 한없이 나쁜 영향을 미친다. 그 영향이 작용하여 다양한 증상들을 만들어낸다. A의 문제가 전체적으로 얽혀서, 복잡하고 다양한 증상들을 만들어 낸다. 치료에서 A만 문제일 경우에는, A의 문제를 일으키는 원인도 중요하고 A의 증상이 제거되는 것이 중요할 수 있다. 하지만 시간이 흐르면서 이차적인 원인들이 자꾸 늘어나고 증상들이 다양해진다. 원인과 증상들이 전체적으로 얽히고 복잡해지면, 처음의 원인과 증상들이 상대적으로 중요성을 잃어간다. 이러한 상황에서는 복잡해진 원인과 증상들 속에 숨어 있는 해결의 실마리를 찾아내는 것이 중요해진다. 실마리는 문제 해결의 핵심이면서 가장 먼저 해결해야 할 과제다. 해결의 핵심을 중심으로 문제를 하나씩 해결하면서 건강을 회복시키는 것이 가장 효과적인 방법이다. 또한 효과가 가장 빠르게 나타나는 방법이다.

A의 문제가 단순할 때는 A의 문제만을 해결해도 치료될 수 있다. 하지만 단순한 경우는 아주 적다. 복잡한 경우가 대부분이다. A를 포함한 다른 모든 요소들을 배려하고, 전체적인 조화를 도모해야 치료될 수 있다. 예를 들어 간이 나빠진 경우를 살펴보자. 보통 몸이 피곤하고 기운이 없고 소화가 안 되고 변비가 있고 출혈이 일어나는 증상들이 나타난다. 간의 문제와 함께 위와 장의 문제가 발생하고, 노폐물과 독소가 쌓이고, 에너지가 부족해진 상태다. 간만을 분리해서 치료하기도 힘들지만, 가능하다 해도 치료 효과가 미비할 수 있다. 오장육부를

중심으로 인체의 모든 부분을 배려하면서 치료하고, 전체적으로 건강이 회복되어야 간도 함께 치료될 수 있다. 보약은 가장 취약한 부분을 먼저 배려하지만, 기혈음양과 오장육부를 중심으로 모든 생명활동을 촉진시켜 인체의 전체적인 건강을 회복시키는 것을 목표로 삼는다. 그래야 제대로 된 보약의 치료 효과를 얻을 수 있다. 전체적인 회복 속에서 불면증도 치료된다.

▌보약이 전문 의약품이란걸 아시나요?

일반적으로 몸이 약해지면 단순히 '영양이 부족하다.'고 생각한다. 영양만 보충하면 체력이 회복되는 것으로 생각한다. 따라서 많이 먹으려 한다. 하지만 열량이 남아도는 현대인들에게는 적용되지 않는다. 오히려 질병을 치료하는 데 있어, 고열량의 섭취는 질병 치료에 방해를 주는 경우가 많다. 음식을 적게 섭취하는 소식과 일시적으로 음식을 먹지 않는 금식과 채소를 주로 섭취하는 채식이 질병치료에 도움을 준다. 다만 영양결핍증은 예외다. 부족한 영양공급이 우선이다.

보약은 음식이 아니다. 보약과 음식은 다르다. 보약은 병을 치료해주는 것이고 음식은 영양을 공급해주는 것이다. 다만 보약의 안전성을 강조하기 위해 보약과 음식을 관련지을 뿐이다. 음식과 같은 천연 영양물질을 이용한 치료법이므로, 인체에 해가 없고 안전하다는 것을 강조하려는 노력일 뿐이다. 다시 한 번 강조하지만, 보약은 음식이나 열량과는 관련이 없다. 음식의 측면으로 접근하여 열량의 관점으로 바라본다면, 보약을 제대로 이해할 수도 없고 제대로 이용할 수도 없다.

정확히 말해서 보약은 음식과는 달리 전문의약품이다. 음식으로는 치료하지 못하는 수많은 질병을 치료한다. 보약은 음식처럼 작용하는 것이 아니라, 전문의약품처럼 작용하여 질병을 치료하는 것이다. 보약을 먹으면 고칼로리의 영양을 보충해주는 것이 아니다. 보약은 생명력을 높여주고 생명활동을 촉진한다. 특히 생명력과 생명활동이 부족해진 질병인 '허로병'을 치료해준다. 굳이 요즘 말로 번역해본다면, 한약은 '질병을 치료해주는 전문의약품'이고, 보약은 '인체의 생명활동을 정상으로 회복시켜주는 천연 영양물질로 만들어진 전문의약품'이다. 전문의약품은 반드시 전문가의 진찰과 진단과 처방에 따라 복용해야 하는 의약품이다. 한약과 보약은 전문의약품이므로, 반드시 한약과 보약의 전문가인 한의사의 진찰과 진단과 처방에 따라 복용해야 한다. 그렇게 해야 약의 효과가 나타날 수 있고, 부작용을 방지할 수 있다.

보약이 효과를 발휘하려면, 먼저 부족한 부분을 정확하게 찾아내야 한다. 부족한 곳을 찾지 못하면 처방을 할 수가 없다. 당연히 효과도 얻을 수 없다. 약해서 발생하는 '허로병'이 치료되지 못하는 것이다. 더구나 찾지 못한 상태에서 억지로 처방하여 보약을 복용하면, 엉뚱하게 건강한 부분을 보충해주는 잘못을 저지를 수 있다. 부족하지 않은 곳을 보충하면 정상수준 이상으로 활동이 과해진다. 과해지는 것도 문제를 일으키지만, 더욱 문제가 되는 것은 기존의 약했던 부분이 더욱 약해진다는 것이다. 문제가 더욱 커진다.

또한 찾아내더라도 정확하게 처방하지 못하면 효과를 얻을 수 없을 뿐만 아니라, 위와 같은 이유로 오히려 문제가 더욱 커진다.

따라서 한의사의 정확한 진찰과 진단을 통하여 처방받지 않은 보약은, 몸을 더욱 나빠지게 할 수 있다. 보약 자체의 독성은 없지만, 약의 효과를 잘 못 이용함으로써 부작용이 발생하는 것이다. 따라서 보약은 한의사의 처방을 받아 복용해야 하는 전문의약품으로 분류되는 것이다.

보약이 전문의약품임을 이해하는 데 도움이 되는 일화가 있어서 여기에서 소개한다.

치과 영역에서 제일 중요한 부위는 잇몸이다. 최악의 경우에도 잇몸만 튼튼하다면 임플란트나 틀니라도 할 수 있지만, 잇몸이 약해지면 임플란트나 틀니마저도 사용할 수 없기 때문이다. 잇몸에 문제가 있으면 치아에도 문제가 발생한다. 따라서 치아치료를 받으면서 잇몸 치료도 받게 된다.

치과의사 선생님들은 양약치료가 잇몸질환에 도움을 주지 못한다고 생각하는 경향이 있다. 더구나 한약의 잇몸치료 효과에 대해서는 아무런 정보도 없다. 하지만 한의학은 아주 오래전부터 잇몸 질환을 체계적으로 진찰하고, 진단하고, 치료해왔다. 수많은 한의학 의서에 기록

되어 있고 치료 경험이 누적되어 있다. 한의원에서 잇몸질환은 구강질환에 속한다. 구강질환은 비염, 위장병, 스트레스, 화병 등과 서로 연결되어 있다. 한의원에서는 잇몸병을 포함한 구강질환을 잘 치료한다.

치과의사 선생님과 잇몸에 대하여 대화를 하던 중이었다. 필자가 "한의학은 잇몸을 치료해주는 전문 지식과 전문 치료약이 있다."고 말했더니, "잇몸이 근본적으로 개선되려면, 잘 먹고 잘 자고 몸이 전체적으로 건강해져야지요."라고 약간 핀잔 섞인 대답을 하셨다. 필자의 짐작에 분위기상 뒷말은, "전반적인 건강을 관리하고 몸이 전체적으로 좋아져야지 잇몸이 건강해지지, 한약 좀 복용한다고 근본치료가 되겠느냐?"일 것이다. 여기에서 중요한 점이 세 가지 있다. 첫째는 질병 치료의 근본을 아주 잘 알고 있다는 점이고, 둘째는 보약의 의미를 전혀 모른다는 점이고, 셋째는 치과에서는 잇몸에 대한 특별한 치료법이 없다는 암시가 들어있다는 점이다.

사람의 건강을 지키고 질병을 치료하는 첫걸음은, 잘 먹고 잘 자고, 잘 배설하고 잘 호흡하는 것이 맞다. 정상적인 생명활동이 활발하게 일어나야 모든 기능이 정상적으로 이루어진다. 모든 기능이 정상적으로 이루어지면 잇몸에서도 정상적인 기능이 이루어진다. 잇몸의 정상적인 기능이 모두 회복된다면, 잇몸의 질병을 치료하고 잇몸의 건강을 지키는 것이 가능해진다. 그런데 잘 먹고 잘 자고, 잘 배설하고 잘 호흡하는 것이 마음대로 되는가? 내가 노력한다고 그러한 기본적인 활동이 정상적으로 이루어지는가? 노력하면 일부분은 개선될 것이다. 신경 써서 먹고, 신경 써서 일찍 자고, 대변이 잘 나오도록 섬유소와 물을 많이 마시고, 호흡을 잘하도록 노력할 수는 있다. 하지만 노력한다고 다 되지 않는다. 일부 좋아질 수 있지만, 치료효과를 얻을 수 있을 만큼 개선되지 못하는 경우가 많다. 소화 잘되라고 명령한다고 소화가 잘되는 것도 아니고, 잘 자라고 명령한다고 해서 잠을 잘 자게 되는 것도 아니고, 변비나 비염이 없어지라고 명령한다고 해서 없어지는 것도 아니다.

생명활동의 문제는 주로 약해져서 나타난다. 따라서 약해진 것이 보충되어야 활동이 회복된다. 이때에는 기능을 다시 회복시켜주는 한약, 다시 말해서 '허로병'을 치료해주는 전문의약품인 '보약'을 복용해야 한다. 잘 먹게 해주는 보약, 소화가 잘되게 만들어주는 보약, 잘 자게 해주는 보약, 잘 배설하게 해주는 보약, 잘 호흡하게 해주는 보약을 복용하여 가장 기본적인 생명활동을 개선하는 것이다. 보약은 가장 근본이 되는 생명활동의 문제를 치료하는 전문의약품이다. 보약으로 인해 생명활동이 회복되면 잇몸의 건강도 회복되고 잇몸병도 치료된다. 이 외에도 잇몸질환을 전문적으로 치료해주는 한약들도 많이 있다.

▌보약을 복용할 때 유의할 점
보약을 복용하면 부족했던 생명활동이 다시 활발해진다. 약했던 몸을 다시 건강하게 만들기 위한 노력을 시작한다. 힘이 없어 미루어두던 문제를 하나씩 해결하기 시작한다.

여기에서 환자분들이 오해할 수 있는 상황이 발생할 수 있다. 몸이 좋아지는 과정에서 나타나는 여러 가지 불쾌한 증상들이다. 조금만 이해한다면 오해가 있을 수 없다. 오히려 몸이 개선되고 있다는 확신을 갖게 되는 기회가 되기 때문이다. 예를 들어, 담배를 끊으면 당분간 가래가 나오고 기침이 난다. 담배를 끊으면 기관지가 좋아져야 할 텐데 오히려 나빠지는 것처럼 보인다. 이해해보자. 담배를 끊으면 그 자체만으로 기관지가 좋아진다. 더 좋아지려면 담배 때문에 쌓였던 찌꺼기들을 배출해야 한다. 배출시키기 위해 기침을 하고, 기침을 따라 가래가 나온다. 이처럼 보약을 복용하면 생명력이 좋아지면서 치유활동이 일어난다. 치유 과정에서 일부 불편한 증상들이 나타날 수 있다.

이해를 돕기 위해 세 가지 예를 들어 본다.

첫째는 설사다. 보약을 복용한 후부터 3~7일간 계속될 수 있다. 장에 쌓여 있는 노폐물들을 배출시키는 활동이다. 노폐물이 모두 배설되면 저절로 중단된다. 보약을 복용하면 면역력과 치유력이 향상된다. 면역력과 치유력이 좋아지면서 해독활동이 일어난다. 장의 융모세포에 축적되어 있던 노폐물과 찌꺼기들을 배출하기 시작한다. 빨리 배출되는 것이 좋으므로, 그 과정에서 설사와 비슷한 증상이 나타날 수 있다.

둘째는 노곤함이다. 자꾸 피곤한 것처럼 느껴진다. 하지만 이것은 졸리는 현상이다. 몸이 회복되기 위해서는 세포가 재생되고 에너지가 충전되어야 한다. 주로 잠을 잘 때 일어나는 활동이다. 잠이 필요해진다. 몸이 자라고 신호를 보내는 것이다. 평소 잠이 부족했다면 잠부터 자야 한다. 며칠 푹 자면 졸리는 증상과 피곤함이 모두 없어진다. 체력이 많이 보충된 것을 확인할 수 있다. 다시 말해서 보약을 복용하면 일시적으로 잠을 자려는 활동이 일어날 수 있다. 아주 좋은 현상이다. 하지만 졸리는 것을 기운 빠지고 피곤한 것으로 착각하고 오해할 수 있다.

셋째는 생리 주기의 변화다. 생리를 잠시 하지 않을 수 있다. 이전의 생리하는 날이 본래의 정상적인 날짜가 아니었을 때 발생한다. 보약을 복용하면서 치유력이 상승하면, 정상적인 본래의 생리 날짜로 돌아가려는 노력이 일어난다. 호르몬 기능이 회복되면서 일어나는 현상이다.

▌보약은 꼭 한의사에게

품질검사와 안전성검사를 통과한 합격품만 '한약규격품'이 될 수 있다. '한약규격품'은 한방제약회사에서만 포장할 수 있다. 제약회사에서만 포장할 수 있는 '한약규격품'만 진짜 한약이라고 할 수 있다. 한의원에서는 '한약규격품'인 진짜 한약만 사용한다. 한의원을 통해서만 진짜 한약을 드실 수 있다.

'전문의약품'은 전문가와 상담하고 진찰받고 처방받는 과정을 거쳐야 하는 약이다. 한약의 전문가는 한의사다. 따라서 '전문의약품'인 한약은 한의사와의 상담과 진찰과 처방을 거쳐야 한다. 보약도 '전문의약품'이다. 따라서 보약을 복용하실 때도 꼭 전문가인 한의사에게 처방받아 복용하시는 것이 당연하다.

▌보약이 탄생하게 된 역사적 배경

보약은 아주 긴 시간을 거치면서 수많은 시행착오와 노력의 결정체로서 탄생 되었다. 보약이 탄생하게 된 역사적 배경을 살펴보자. 보약이 얼마나 중요하고 좋은 약인지를 알게 될 것이다.

1. 예방의학의 시대

지금부터, 1800년 이전은 예방의학의 시대였다. 음식, 의복, 기거, 생활방식 등을 잘 관리하여 건강을 지켰다. 질병이 발생하면 침과 뜸과 마사지와 간단한 약초들을 이용하여 질병을 치료하였다. 이 시대에 건강의 최대의 적은 병원성 미생물이었다. 전염병이 제일 무서운 질병이었다.

이 시대 의사들의 최대 과제는 무엇이었겠는가? 지금의 항생제 개발이 아니었겠는가?

2. 항생제와 비교되는 상한방의 시대

1800년 전쯤에 말 그대로 항생제와 같은 한약 처방들이 개발되었다. 한의학에서는 그것을 '상한방'이라고 한다. 속수무책이던 전염병을 적극적으로 치료하는 약이 나타난 것이다. 처음엔 전염병에 사용되었지만, 자꾸 확대되어 다른 질병 치료에도 이용되었다. 그런데 치료효과가 높아진 만큼 부작용이 심했다. 왜 그럴까? 미생물을 제압하려면 아주 강한 자극이 필요할 것이다. 상한방의 자극은 아주 강력하다. 따라서 필요한 곳에 필요한 만큼만 사용해야 한다. 그렇지 못한 경우에는 아주 강한 부작용이 발생한다. 지금의 항생제와 항암제를 사용하면서 나타나는 현상과 유사하다. 항생제와 항암제의 부작용이 심각하게 나타나는 것과 같이, 상한방의 부작용이 심각하게 나타났다.

또한 상한방과 항생제는 외부에서 진입한 병원성 미생물을 제거하는 것이 목표다. 이런 특성으로 자신의 건강상태에 대한 배려가 부족하다. 현재 항암제도 신생물을 완전히 박멸하는 것이 목표다. 환자의 건강상태는 배려하지 못하는 경우가 많다. 환자의 체력이 아주 약한 경우에는 부작용이 더욱 심각해질 수 있다. 질병을 치료하려다 사람을 잡는 경우가 발생하는 것이다.

이 시대 의사들의 고민은 무엇이겠는가? 상한방의 부작용에서 벗어나는 것이 아니겠는가? 사람의 상태를 배려하고 체력을 강화시키는 것이 아니겠는가?

3. 보약의 시대

지금부터 900년 전부터, 상한방의 부작용에서 벗어나기 위한 노력을 시도하였다. 부작용을 관찰해보니, 대부분 허약한 상태에서 상한방을 복용한 것이 문제였다. 허약해진 몸이, 상한방의 강한 자극을 감당하지 못하는 문제였다. 따라서 몸이 허약할 때는 상한방을 사용하지 않아야 한다는 사실을 알게 되었다. 더 나아가 허약한 몸을 적극적으로 회복시키는 치료약을 개발하게 되었다. 건강한 몸으로 회복시키는 치료약은 바로 보약이다. 적극적인 보약의 개발이 시작된 것이다.

처음엔 보기약, 보혈약, 보음약을 개발하였고 이후에 보양약이 개발되었다.

▌보약 속에 담긴 의미

감염질환을 치료하기 위해 자극이 강한 약물을 개발하여 치료하였더니, 부작용이 너무 심했다. 심지어 사람이 죽기도 하였다. 여기에는 두 가지 문제가 있다. 첫째는 환자의 체력을 배려하지 않았다는 문제다. '환자를 살리기 위해 치료한다'는 원래의 목표를 잊고, 증상의 제거에만 집착하다 오히려 환자를 죽게까지 한 것이다. 둘째는 너무 자극적인 한약을 사용한다는 문제다. 조금만 잘 못 사용해도 부작용이 너무 크게 일어나는 것이다.

이 두 가지 문제를 해결하기 위해서 보약이 개발되었다. 따라서 보약은 두 가지의 특징을 지닌다. 첫째는 보약의 치료 대상은 질병이 아니라 환자라는 점이다. 증상의 제거를 목표로 삼지 않고 환자의 건강 회복을 목표로 삼는다. 환자의 건강회복 자체가 바로 질병의 치료법이 된 것이다. 둘째는 자극이 강한 한약이 아니라, 음식같이 순하고 부드러운 한약이라는 점이다. 보약은, 음식같이 순하고 부드러운 한약으로 환자의 허약한 체력을 회복시키고 면역력을 강화해주는 효과를 이용하여 질병을 치료하는 약이다.

체질의학의 추가

보약이 환자의 체력상태를 배려했다면, 체질의학은 사람의 특성을 배려한다. 각자가 가지는 개인적 특성을 배려하면서 치료한다. 맞춤의학이다. 현재 양의학도 유전학의 발전으로 개인별 맞춤의학 시대에 진입하고 있다.

보약과 체질의학의 만남은 한의학의 최대 장점

보약은 환자의 체력을 회복시키고 면역력을 높여, 자연 치유력을 높여준다. 높아진 자연 치유력이 질병을 치료해준다. 항노화 효과도 있다. 체질의학은 맞춤의학이다. 체질적 특성을 배려하여 치료효과를 더욱 높여준다. 보약과 체질의학이 만나서, 체질보약이 된다. 체질보약은 각각의 특성을 배려하여 자연치유력을 더욱 강화시켜주므로 치료효과를 최고로 높여준다.

체력이 약하거나 면역력이 약하거나, 자연 치유력이 약한 환자분들에게는 보약이 필요하고, 개인별 특성을 배려하여 효과를 높여주는 체질보약이 가장 좋은 치료수단이 된다.

▌미래는 체질 보약의 시대

현재 치료의 방향이 크게 바뀌고 있다. 첫째는 표준형 치료에서 개인별 맞춤치료로 변하는 흐름이다. 둘째는 질병의 원인(병원성 미생물, 신생물 등)을 완전히 제거하는 치료에서, 타협하면서 서로 공존하는 치료로 변하는 흐름이다. 세째는 만성병을 정상적인 노화의 한 부분으로 이해하는 흐름이다. 네째는 직접치료(약으로 직접공격)에서 중간자 개입치료(약으로 면역력과 치유력을 강화하고, 강해진 면역력과 치유력이 공격)로 변하는 중이다.

한의학은 이미 네 가지 모두를 배려하여 치료하고 있다. 개인별 맞춤치료는 체질의학이 이미 임상에서 활발하게 실천하고 있으며, 내 몸을 먼저 배려하는 공존치료는 이미 보약치료가 실천하고 있다. 보약에는 기본적으로 항노화 효과를 포함한다. 중간자 개입치료는 이미 한의학의 가장 기본적인 원리다.

맞춤치료는 특히 암치료에서 적극적으로 도입하고 있다. 암세포의 특성이 사람마다 다 다르기 때문이다. 같은 폐암세포라도 사람마다 그 특성이 달라진다. 따라서 치료효과를 높이기 위해서는 환자분마다 자신의 특성에 맞는 치료를 받아야 한다. 이때 임상경험이 축적된 체질의학의 힘과 생일체질보약의 효과를 빌린다면 많은 도움이 될 것이다.

공존하는 치료는 에이즈와 암치료에서 적극적으로 도입하고 있다. 병원성 미생물과 암세포의 완전한 제거가 거의 불가능할 뿐만 아니라, 강제로 제거하려고 하면 그 과정에서 너무나 심한 부작용이 발생하기 때문이다. 이러한 문제들을 극복하기 위하여 치료목표를 환자분의 정상적인 삶의 유지로 바꾸고 있다. 정상적인 삶을 유지한다면, 현실적으로 건강한 것과 같아진다. 보약이 개발된 한의학의 역사적 배경과 유사하다. 이 경우에도 수 없이 많은 경험이 축적된 보약의 힘을 빌린다면 많은 도움이 될 것이다.

만성병의 경우에 많은 부분을 노화현상으로 이해한다. 특히 암, 당뇨, 고혈압 등의 만성병을 노화와 연결짓는다. 만성병이 노화현상이라면 노화의 속도를 늦추는 것이 제일 좋은 만성병의 치료법이 된다. 노화가 빠르게 진행되어 이른 나이에 병에 걸리게 되면 이미 늦은 것이다. 항노화 관리를 잘하여 병에 걸리는 나이를 늦추는 것이 제일 효과적인 치료다. 암이 죽기 몇 달 전에 걸린다면 암을 두려워할 아무런 의미가 없다. 마치 치아 임플란트를 언제부터 시작하게 되느냐가 관건인 것과 같다. 임플란트를 심으면 서서히 나빠지기만 한다. 한번 심으면 아무리 관리를 잘해도 이미 늦은 것이다. 따라서 치아 임플란트를 최대한 늦게 심는 것이 중요하다. 늦추는 것이 최고의 치료법이 된다.

암환자가 죽는 이유는 정상적인 생명활동들이 작동하지 못하기 때문이다. 마지막에 암환자가 죽을 때는, 암세포가 죽이는 것이 아니다. 암세포로 인하여 정상세포들이 약해지면서 죽는 것이다. 결국, 영양결핍으로 죽는다. 보약이 영양의 소화 흡수와 그 사용 능력을 도와주고 정상적인 인체의 기능을 보충해주면, 정상기능이 약화되는 속도를 늦추므로 수명이 연장될 가능성이 매우 높아진다.

보약의 공통된 효과는 항노화작용이다. 노화의 속도를 늦추는 것이다. 간단하게 표현해 보자. 보약을 복용하는 기간이 3개월이라면, 3개월 동안은 노화가 늦어진다. 보약은 요즘의 치료 경향과 가장 잘 맞는 치료제다.

중간자 개입치료는 면역력과 자연 치유력을 적극적으로 이용하는 치료다. 양방에서는 외부에서 세균이 침입하면 바로 그 세균을 죽이는 항생제 치료를 한다. 원인을 바로 치료하는 직접치료를 이용한다. 만약 바로 세균을 죽이는 항생제를 복용하지 않고, 면역력을 강화시켜 치료하면 중간자 개입치료다. 세균이 침입했을 때, 약해진 면역력을 보강하여 그 면역력이 세균을 죽이는 것이다. 직접적인 방법이 아닌 간접적인 방법을 이용하는 것이다. 백신을 이용한 치료가 여기에 해당한다. 중간자 개입치료는 치료로 인한 부작용이 없을 뿐만 아니라 생명력과 생명활동을 보호하고 강화시켜주는 장점이 있다.

▌보약은 중개자를 이용하는 치료다

중간자 개입치료의 대표적인 예로 감기와 암환자를 예로 들 수 있다. 몸이 약해지면 면역력이 약해진다. 면역력이 약해진 틈을 타고 병원성 미생물들이 침입해 들어 온다. 면역력이 약해지는 것 자체가 감염의 원인으로 작용한다. 다시 건강해져서 면역력이 강해지면, 면역력이 강해지는 것만으로 감염이 치료된다. 강해진 면역력이 병원성 미생물을 죽이거나 억제하여 질병을 치료하는 것이다. 강한 면역력은 질병을 예방하고 치료하는 기능을 한다.

대부분의 경우 우리가 감기에 걸리는 이유는 병원균이 강해서가 아니라 우리 몸이 약해서이다. 몸의 방어 체계, 즉 면역력이 떨어진 사람은 감기에 잘 걸리고 감기를 치료하는 것이 어렵다. 감기의 가장 좋은 치료제가 면역력이기 때문이다. 면역력을 높여주는 약이 없는 양의사들은 감기를 치료할 수 있는 방법이 없다. 반대로 면역력이 좋은 사람의 몸은 감기 바이러스가 침입하기도 어렵고, 침입해도 병을 일으키지 못하도록 억제할 수 있다. 치료도 잘 된다.

암도 이와 같다. 결국, 암 발병 여부를 결정하는 것은 암세포 자체가 아니라, 암세포가 자랄 수 있는 우리 몸의 '환경'이라고 할 수 있다. 암이 잘 자랄 수 있는 몸의 환경은 약해진 면역력이다. 아직은 암환자를 치료할 때, 주로 암세포를 공격하고 박멸하는 치료를 한다. 인체의 중간 매개를 이용하지 않는 치료다. 하지만 이제는 인체의 매개를 적극적으로 이용하는 치료법으로 전환되고 있다. 암 치료에 유전자의 특성과 면역력을 이용한다. 면역력을 강화하고 개인별 특성을 배려하고 전체적인 건강상태를 상승시켜, 암세포가 발생하거나 증식되지 않는 환경으로 바꾸는 것으로 방향을 틀고 있다. 면역력을 강화하고 체력을 보강해주는 보약의 힘을 적극적으로 빌린다면 많은 도움이 될 것이다.

03
보약만 먹었는데 잠을 잘 자네!

　수면은 대사다. 생명의 활동인 것이다. 생명의 활동인 대사는 에너지와 영양이 필요하다. 하나라도 부족하면 대사가 진행될 수 없다. 저녁에 누웠다가 아침에 일어난다고 잠을 잤다고 할 수 없다. 잠을 잘 때 꼭 일어나야 할 생명활동들이 있다. 그 일들이 모두 이루어져야 잠을 잤다고 할 수 있다. 몸이 약해져 생명활동의 재료가 되는 기와 혈이 부족하거나 생명활동의 환경을 만들어 주는 음과 양의 기능이 부족해지면, 수면중에 일어나야 할 생명활동이 이루어지지 않는다. 만약 부족했던 것이 보충되고 환경이 만들어진다면 다시 생명활동이 이루어진다. 정상적인 생명활동의 바탕 위에서 제대로 된 수면활동이 이루어질 때, 깊고 충분한 수면은 다시 찾아온다.

　몸이 약해지는 타입을 크게 네 가지고 구분한다. 따라서 몸이 약해져 발생하는 불면증도 네 가지 유형으로 구분한다. 기허로 인한 불면증, 혈허로 인한 불면증, 음허로 인한 불면증, 양허로 인한 불면증이다. 불면증을 치료할 때도 그에 맞추어, 보기, 보혈, 보음, 보양의 치료법을 사용한다.

　따라서 기허하여 불면증이 발생하면, 보기해주는 보약을 중심으로 불면증을 치료한다. 혈허하여 불면증이 발생하면, 보혈해주는 보약을 중심으로 불면증을 치료한다. 음허하여 불면증이 발생하면, 보음해주는 보약을 중심으로 불면증을 치료한다. 양허하여 불면증이 발생하면, 보양해주는 보약을 중심으로 불면증을 치료한다.

　한의학에서는 생명활동을 오장육부의 활동으로 설명하고, 자율신경계의 활동으로 설명한다. 간단하게 심장의 건강상태로 설명하기도 한다. 심장이 편안하다는 것은 오장육부의 활동이 정상적으로 이루어지고 자율신경계가 조화를 이룬다는 뜻이다. 심장이 불편하다는 것은 오장육부의 활동이 정상적으로 이루어지지 못하며 자율신경계가 조화롭지 못하다는 뜻이다. 심장이 편안하면 잠을 잘 자지만, 심장이 편안하지 못하면 잠을 잘 자지 못한다. 한의학에서는 심장이 편하지 못한 것을 심장에 화가 있다고 표현한다. 심화가 있다는 것이다. 심화는 대부분 약해서 발생하는 화다. 특별한 경우를 제외하면 심화가 발생할 때도 보기, 보혈, 보음, 보양의 치료법을 이용할 수 있다. 따라서 불면증은 오장육부를 비롯한 정상적이지 못한 생명활동에서 비롯되고, 생명활동을 바로 잡는 것이 불면증을 치료하는 방법이 된다.
　반대로 잠을 잘 자는 치료를 하면 오장육부와 자율신경계를 비롯한 생명활동들도 정상으로 회복될 수 있다. 따라서 잠을 잘 자게 해주는 치료법과 생명활동의 문제를 치료해주는 치료법은 같다. 모든 치료가 불면증을 치료하는 것에서 시작될 수 있는 이유다.

▎보기(생명활동에너지 보충)하니 잘 자지

생명활동에너지 부족으로 나타나는 불면증은 제일 먼저 에너지를 보충해주어야 한다. 따라서 에너지를 보충해주는 보기약을 복용해야 한다. 간단하게 이용할 수 있는 단방약을 설명하고, 한의원에서 어떤 처방을 하는지에 대하여 이해를 도와드리기 위해 대표적인 처방약을 설명한다.

단방약은 한가지의 한약만을 끓여 먹는 것이다. 소위 민간요법에서 이용하는 것이 단방약이다. 단방약에 대하여 연구하는 학문은 본초학이다. 각각의 한약에 대하여 연구한다.

처방약은 여러 가지 한약을 한꺼번에 달여 먹는 것이다. 여러 가지 단방약이 모여 하나의 처방약이 된다. 제대로 된 한약은 여러 가지 한약이 모여 효과가 극대화된 처방약이다. 처방약은 단방약에서 발전하였다. 처방약을 연구하는 것이 방제학이다. 방제학은 처방에 들어 있는 한약들이 만들어 내는 효과와 적응증과 복용법과 주의할 점 등에 대하여 연구하는 학문이다. 적응증에 맞게 처방을 변화시키는 방법도 연구한다. 가장 강력한 효과를 만들어내는 조합을 연구하는 것이다.

한의사들은 진찰법과 진단법과 치료법을 배우고, 본초학과 방제학과 처방법을 배우고, 연구하고 경험하고 치료한다. 처음부터 끝까지 모두 숙련되어야 제대로 된 치료를 할 수 있다.

건강을 관리하고 질병을 예방하는 용도로는 단방약에 의지해도 무방할 수 있으나, 치료할 질병이 있는 경우에는 단방약에 의지해서는 안 된다. 처방약을 복용해야 효과를 볼 수 있다. 한의학 초창기의 한때 단방약을 이용한 시기가 있었다. 하지만 여러 가지 한약을 섞어, 같이 달여 먹을 때, 효과가 극대화되는 기술을 개발한 뒤에는 처방약을 치료약으로 이용하고 있다.

1. 보기해주는 단방약

보기약에는 인삼, 홍삼, 당삼, 태자삼, 황기, 산약, 백출, 대조(대추), 감초, 황정, 교이(엿에 곡식 가루를 뿌려 만든 과자) 등이 있다.

이 중에서 간단하게 차처럼 끓여 먹을 수 있는 단방약은 인삼, 홍삼, 황기 등이 추천할 만하다.

인삼은 맛이 달면서 약간 쓰고 독성이 없으며, 체내에 흡수되면 몸을 따뜻하게 해주고, 호흡기계와 소화기계에 작용한다. 기운을 보충해주고, 머리를 맑게 하여 정신활동을 촉진하고 소화기의 운동력을 강화해주고, 체액을 늘어나게 해주는 작용을 한다.

홍삼은 실제 한의원의 처방에서는 사용되지 않는 편이다. 의서에는 홍삼과 인삼의 효능을 동일하게 보는 견해도 있고, 전체적으론 비슷하지만 조금 다른 것으로 보는 견해도 있다. 한번 쪄서 말린 것이므로 인삼의 성질이 약간 누그러지고 변화가 있겠으나, 인삼을 기준으로 삼아 효능과 부작용을 유추하면 된다. 인삼이 맞지 않는 분들은 홍삼을 굳이 드실 필요가 없다. 홍삼은 부작용이 없다고 선전하기도 하지만, 부작용 없자고 드시는 것은 아니기 때문이다. 부작용이 없다고 효과가 있는 것은 아니다.

황기는 맛이 달고 독성이 없으며, 체내에 흡수되면 몸을 약간 따뜻하게 해주고, 소화기계와 호흡기계에 작용한다. 에너지를 보충하여 생리활동이 촉진되고 피부 모공을 수축시켜 땀이 나지 않게 하고, 소변을 시원하게 배출시켜 주고 부스럼을 없애주며, 종기의 독소를 몰아내고 고름을 배출시킨다.

2. 보기해주는 처방약

에너지를 보충해주는 대표적인 보약은 사군자탕이다. 삼령백출산, 보중익기탕, 생맥산 등이 있다. 보통 인삼, 황기, 백출, 산약, 감초 등과 같은 보기하는 약물을 위주로 처방약을 구성한다.

사군자탕은 인삼, 백출, 백복령, 감초로 구성된다. 소화기계의 운동력을 높여주면서 전신에 활력을 주고, 소화력을 촉진하면서 위장기능을 도와주는 효능이 있다.

삼령백출산은 인삼, 백출, 백복령, 감초, 산약, 백편두, 연자육, 의이인, 길경, 사인으로 구성된다. 소화력을 촉진하며 기운이 나게 해주고, 위장이 잘 운동하도록 해주면서 몸 안에 정체되어 독소로 작용하는 수분을 제거해준다.

보중익기탕은 황기, 감초, 당귀, 인삼, 진피, 승마, 시호, 백출로 구성된다. 에너지를 보충하고, 소화기와 호흡기의 기능을 촉진하고 소화력을 촉진하여 숙식(음식 찌꺼기)을 제거한다.

생맥산은 인삼, 맥문동, 오미자로 구성된다. 기운이 보충시켜주면서 몸 안의 수분을 보충해주고, 식은땀이 나지 않도록 해준다.

이렇게 단방약과 처방약을 이용하여 에너지를 보충해주는 것만으로도 불면증이 치료될 수 있다. 만약 이것만으로 효과가 부족하다면, 한의원에서 전문적인 불면증 치료를 받아야 한다.

3. 보기에 도움이 되는 생활관리

기운이 없어서 잠을 자지 못할 때는, 활동량을 줄이고 휴식을 취하는 것을 우선으로 한다. 눈을 감고 가만히 누워 배로 숨을 쉬는 복식호흡이 도움을 준다. 소화 흡수되기 쉬운 음식을 적당히 섭취하고, 명상과 복식호흡과 산책을 하고 안마를 받는 것도 도움을 준다.

보혈(생명활동물질 보충)하니 잘 자지

생명활동물질의 부족으로 인해 발생하는 불면증은 제일 먼저 생명활동물질의 생산을 촉진해야 한다. 따라서 생명활동물질의 양을 늘려주고 질을 개선시키는 보혈약을 복용한다. 또한 혈액순환을 촉진하고 세포의 활동력을 높여주는 한약을 배려해야 한다. 생명활동물질이 세포까지 잘 전달되고 잘 이용되는 것을 돕는 것이 결국 생명활동물질을 보충하는 것과 같기 때문이다. 간단하게 이용할 수 있는 단방약을 설명하고, 한의원에서 어떤 처방을 하는지에 대하여 이해를 도와드리기 위해 대표적인 처방약을 설명한다.

생명활동물질이 부족하다는 것의 기준은 세포다. 세포 활동에서의 부족함을 의미한다. 따라서 생명활동물질이 부족하다는 말에는 세 가지 의미를 포함한다. 첫째는 생명활동물질 자체가 부족한 경우다. 둘째는 혈액순환이 안 되는 경우다. 생명활동물질이 부족하다는 것은 생명활동물질 자체가 부족한 경우도 있지만, 생명활동물질이 세포까지 전달되지 못하는 경우도 있다. 이처럼 생명활동물질이 세포까지 전달되지 못하는 경우에도 부족현상이 발생한다. 셋째는 이용되지 못하는 경우다. 세포가 생명활동물질을 충분히 공급받아도 정작 이용하는 활동을 못 하는 것이다. 세 가지 중의 하나만 잘 못 되어도 생명활동물질의 부족현상이 발생한다.

분비샘을 예로 들어본다. 한 가지는 분비물이 잘 분비되는 경우다. 분비물이 잘 분비된다는 것은 세 가지 조건이 모두 충족되는 것을 의미한다. 생명활동물질이 충분한 상태에서 분비세포에 잘 공급되고 잘 이용되고 있는 것이다. 다른 한 가지는 분비가 잘 안 되는 경우다. 분비가 잘 안 된다는 것은 세 가지 조건 중 한 가지 조건 이상에서 문제가 발생한 것을 의미한다. 생명활동물질이 부족하거나, 분비세포까지 공급되지 못하거나, 분비세포에서 이용되지 못하고 있는 것이다. 따라서 생명활동물질이 부족하다는 것은 혈액순환이 안 된다는 것과, 세포에서 이용되지 못한다는 것과 분비물이 부족하다는 것을 포함한다.

한의학은 부분보다는 전체를 보고, 분리하기보다는 서로 연결하여 설명한다. 따라서 전체적인 이해를 바탕으로 각각의 부분들을 정확하게 진찰하고 진단하고 치료해야 한다. 그렇게 해야 한약의 진정한 효과의 효과를 제대로 얻을 수 있다. 전체적으로 이해하지 못한 상태에서 부분만을 보고 진찰하거나 진단하거나 치료하면 제대로 된 치료효과를 얻을 수 없다.

1. 보혈해주는 단방약

보혈약에는 숙지황, 하수오, 당귀, 백작약, 아교, 구기자, 상심, 원육 등이 있다. 이 중에서 간단하게 차처럼 끓여 먹을 수 있는 단방약은 숙지황, 당귀, 백작약, 구기자, 원육 등이 추천할 만하다.

숙지황은 맛이 달고, 몸에 흡수되면 약간 따뜻하게 해주고 독성이 없다. 간, 심장, 신장의 기능계에 작용한다. 체액과 생명활동물질을 보충해주는 효능이 있다.

당귀는 맛이 달고 매우며 몸을 따뜻하게 해주며 독성이 없다. 심장, 간, 비장계통에 작용한다. 생명활동물질을 보충하고 혈액순환을 촉진하며, 장액을 보충하고 생리를 순조롭게 하도록 해준다.

백작약은 맛이 시고 쓰며 몸을 약간 차게 해주고 독성이 없다. 간 기능계에 작용한다. 생명활동물질을 보충하고 근육의 긴장을 풀어주고 통증을 완화해주는 효능이 있다.

2. 보혈해주는 처방약

생명활동물질을 보충해주는 대표적인 보혈약은 사물탕이다. 당귀보혈탕, 귀비탕 등이 있다. 일반적으로 하수오, 당귀, 백작약, 아교, 원육, 계혈등 등과 같이 영양분이 잘 흡수되도록 유도하고, 인체에 필요한 생명활동물질로 재합성이 잘되도록 도와주는 약물을 중심으로 방제를 구성한다.

사물탕은 당귀, 천궁, 백작약, 숙지황으로 구성된다. 생명활동물질을 생산하고 생명활동물질의 질을 높여준다.

당귀보혈탕은 황기, 당귀로 구성된다. 소화기의 활동력을 높여 생명활동물질을 잘 생산하도록 해준다.

귀비탕은 백출, 백복령, 황기, 원육, 산조인, 인삼, 목향, 감초, 당귀, 원지, 생강, 대추로 구성된다. 에너지를 늘려주고 생명활동물질을 보충하고 소화력을 촉진하며 심장과 정신활동을 도와준다.

이렇게 단방약과 처방약을 이용하여 생명활동물질을 보충해주는 것만으로도 불면증이 치료된다. 만약 이것만으로 효과가 부족하다면, 수면에 도움이 되는 한약을 보충하여 처방한다.

3. 보혈에 도움을 주는 생활관리

혈(생명활동물질)이 부족해진 경우는 활동량을 늘리고 운동을 하는 것이 좋다. 활동량을 늘리고 운동을 하고 사우나를 하면 혈액순환이 촉진된다. 촉진된 혈액순환이 수면을 돕는다. 또 견과류와 살코기 위주의 소고기, 양고기를 적당량 섭취하는 것이 도움된다.

▎보음(생명활동의 안정)하니 잘 자지

체액과 생명활동안정물질이 열을 내려준다. 열이 오르고 흥분되어 나타나는 불면증은 제일 먼저 체액과 생명활동안정물질을 보충해주어야 한다. 따라서 체액과 생명활동안정물질을 보충해주는 보음약을 복용해야 한다. 간단하게 이용할 수 있는 단방약을 설명하고, 한의원에서 어떤 처방을 하는지에 대하여 이해를 도와드리기 위해 대표적인 처방약을 설명한다.

1. 보음해주는 단방약

보음약에는 사삼, 서양삼, 천문동, 맥문동, 석곡, 옥죽, 백합, 상기생, 한련초, 여정실, 호마, 흑두, 구판, 별갑 등이 있다. 이 중에서 간단하게 차처럼 끓여 먹을 수 있는 단방약은 사삼, 맥문동, 석곡 등이 추천할 만하다.

사삼은 맛이 달면서도 쓰고 몸을 조금 차게 해주고 독성이 없다. 간과 신장 기능계에 작용한다. 체액을 보충하여 폐의 열을 가라앉히고 모든 미열을 제거한다. 건조한 것을 촉촉하게 해주고 기침을 가라앉히는 효능이 있다.

맥문동은 맛이 달면서도 약간 쓰고 몸을 조금 차게 해주고 독성이 없다. 심장과 폐와 신장의 기능계에 작용한다. 건조한 것을 촉촉하게 해주고 체액을 보충하며, 가래를 풀어주고 기침이 나지 않게 해주는 효능이 있다.

석곡은 맛이 달고 몸을 조금 차게 해주고 독성이 없다. 폐와 위와 신장의 기능계에 작용한다. 체액을 보충하고 위의 기능을 활성화하고 폐기관지를 촉촉하게 해주는 효능이 있다.

2. 보음해주는 처방약

체액을 보충해주는 대표적인 보약은 육미지황탕이다. 또한 좌귀음, 일관전, 대보음환, 호잠환이 있다. 일반적으로 사삼, 맥문동, 여정실, 생지황, 구판, 별갑 등과 같이 체액과 생명활동안정물질을 보충해주는 약물을 이용하여 구성한다.

육미지황환은 숙지황, 산약, 산수유, 목단피, 택사, 백복령으로 구성 된다. 체액과 생명활동안정물질을 보충하고 비뇨기계의 기능을 강화 해준다.

좌귀음은 숙지황, 산약, 구기자, 감초, 백복령, 산수유로 구성된다. 체액과 생명활동안정 물질을 보충하고 비뇨기계의 기능을 강화해준다.

일관전은 사삼, 맥문동, 당귀, 생지황, 구기자, 천련자로 구성된다. 간 기능계와 비뇨기계의 활동을 돕는다. 영양과 호르몬의 합성활동을 돕고, 체액을 늘려주는 기능을 활성화한다. 스트레스를 풀어주고 혈액 순환을 촉진한다.

대보음환은 황백, 지모, 숙지황, 구판으로 구성된다. 체액을 보충하고 호르몬의 안정기능을 촉진하여 병리적 열이 발생하는 것을 치료하며 염증의 발생을 줄여준다.

호잠환은 황백, 구판, 지모, 숙지황, 진피, 백작약, 쇄양, 호골, 건강으로 구성된다. 체액을 보충하고 호르몬의 안정기능을 촉진하여 병리적 열이 발생하는 것을 치료하며 염증의 발생을 줄여주고, 근육과 뼈를 튼튼하게 해준다.

이렇게 단방약과 처방약을 이용하여 체액과 생명활동안정물질을 보충해주는 것만으로도 불면증이 치료된다. 만약 이것만으로 효과가 부족하다면, 수면에 도움이 되는 한약을 추가로 보충하여 처방한다.

3. 보음에 도움을 주는 생활관리

음기가 약해진 경우는 수분 보충이 필요하므로 물을 충분히 마시는 것이 좋다. 열을 내려주면서 체액을 보충에 도움을 주는 야채즙을 마시는 것이 좋다. 수분이 많은 생채소를 충분히 섭취하는 것이 도움을 준다. 흥분을 가라앉히기 위해 가만히 앉거나 누워 복식호흡으로 천천히 숨을 쉬면서 안정을 취하는 것이 좋다.

보양(생명활동의 촉진)하니 잘 자지

체열의 부족으로 나타나는 불면증은 제일 먼저 체열을 보충해주어야 한다. 따라서 체열을 보충해주는 보양약을 복용해야 한다. 체온이 오르면 생명활동이 촉진되고 면역력도 높아진다. 간단하게 이용할 수 있는 단방약을 설명하고, 한의원에서 어떤 처방을 하는지에 대하여 이해를 도와드리기 위해 대표적인 처방약을 설명한다.

1. 보양해주는 단방약

보양약에는 녹용, 녹각, 동충하초, 육종용, 쇄양, 음양곽, 파극천, 보골지, 익지인, 선모, 두충, 구척, 속단, 골쇄보, 토사자, 자하거, 해구신 등이 있다. 이 중에서 간단하게 차처럼 끓여 먹을 수 있는 단방약은 녹용, 녹각, 음양곽, 토사자 등이 추천할 만하다.

녹용은 맛이 달면서 짜고 몸을 따뜻하게 해주고 독성이 없다. 간과 신장기능계에 작용한다. 비뇨기에 활력을 주고 정력을 보강하고, 근골격계를 강화해주고 위장의 운동을 촉진하고, 생명활동촉진물질(생리활성물질)을 보충해주는 효능이 있다.

녹각은 맛이 짜고 몸을 따뜻하게 해주고 독성이 없다. 녹용의 효과를 일부 포함한다.

음양곽은 맛이 맵고 몸을 따뜻하게 해주고 독성이 없다. 간과 신장 기능계에 작용한다. 비뇨기를 튼튼하게 해주고 활력을 높여주고, 혈액 순환을 촉진하고 노폐물을 제거해주는 효능이 있다.

토사자는 맛이 매우면서 달고 독성이 없다. 간과 신장기능계에 작용한다. 비뇨기를 튼튼하게 해주며 생명활동촉진물질(생리활성물질)의 분비를 촉진하고, 시력을 도와주고 설사를 안정시키고 태아를 편안하게 해주는 효능이 있다.

2. 보양해주는 처방약

양기를 보충해주는 대표적인 보약은 팔미환이다. 또한 우귀음, 신기환 등이 있다. 일반적으로 육계, 숙지황, 산수유, 선모, 음양곽, 파극천 등과 같은 몸을 덥게 해주고 활력을 주면서, 정력을 도와주는 약물을 주로 이용하여 처방을 구성한다.

주의할 점이 있다. 보양약으로 부자가 사용될 수 있지만, 부자는 독성이 있으므로 사용하지 않는 것을 원칙으로 한다. 반드시 한의사의 전문적인 진찰의 바탕 위에서 꼭 필요할 때만 처방되어야 한다. 단방약과 처방약의 설명에서 부자를 뺐다.

팔미환은 숙지황, 산약, 산수유, 목단피, 택사, 백복령, 육계로 구성된다. 정력을 높이면서 활력을 주고 몸을 따뜻하게 하여 추위를 잘 이겨내게 해준다.

우귀음은 숙지황, 산약, 산수유, 구기자, 감초, 두충, 육계로 구성된
다. 정력을 강화하며 냉기를 몰아내고 활력을 준다.

신기환은 건지황, 서여, 산수유, 택사, 백복령, 목단피, 계지로 구성
되며, 냉기를 몰아내고 활력을 준다.

이렇게 단방약과 처방약을 이용하여 체열을 보충해주는 것만으로도
불면증이 치료된다. 만약, 이것만으로 효과가 부족하다면 수면에 도움
이 되는 한약을 추가로 보충하여 처방한다.

3. 보양에 도움을 주는 생활관리

양기가 약해진 경우는 찜질방이나 사우나를 이용해 체온을 올려주
고, 운동하는 것이 우선이다. 체온이 오르면 수면에 도움을 준다. 살
코기 위주로 소고기, 양고기를 적당량 섭취하는 것이 도움을 준다.

▌필자의 염려스런 당부

이 책을 읽고 한의학적인 불면증 치료에 대한 이해는 높이되, 치료
까지 하시려고 하면 안 된다.

이쯤 읽고 보면 '어? 나도 내 몸을 살피고, 스스로 한약을 지어 먹어

도 되겠는데!'라고 생각하시는 분들이 있을 것이다. 누누이 말씀드리지만 잘못된 생각이시다. 이렇게 간략하게 연결지어 놓았다고, 바로 이용하여 한약을 구매해 직접 드시려고 한다면, 솔직히 말리고 싶은 게 필자의 진실한 마음이다. 한의학이 이렇게나 체계적이고 과학적으로 발전되었다는 점, 한의사들은 그 모든 것을 열심히 공부하고 연구하고 임상에 적용하면서 실력을 쌓았다는 점을 보여드리는 것이 필자의 목적이다. 위의 내용은 한의학의 맛을 보여드리기 위해 일부만을 소개한 것이지, 치료를 위해 알아야 할 내용은 이외에도 너무나 많다. 교과서 내용뿐만 아니라 수많은 고전에 들어있는 내용이 얼마나 엄청나겠는가! 더구나 동양의 고전이라는 것은 그 본문만이 아니고 설명을 위해 덧붙이는 주석들의 양과, 수많은 한의사가 치료하면서 경험한 치험예도 엄청나다. 그런 것을 모두 배우고 숙지하고 실천한 경험들이 환자분들에게 치료효과를 선사하는 것이지, 단편적인 책의 일부 지식을 가지고 대충 약을 구해 달여먹는 것은 치료효과를 얻기도 어렵지만, 잘못된 처방은 몸을 오히려 나쁘게 하여 많은 고통을 만들어낼 수 있다. 이 책을 '한의학이 체계적이고 믿을만한 의학이고, 치료효과가 좋은 의학'이라는 확신을 얻는 기회로 삼는 것이 중요하다. 한의학에 대해 알수록 건강을 관리하는 힘이 길러지고, 효과 없는 건강법에 현혹되지 않고, 쓸데없이 지출되는 의료비용을 줄이고, 잘못된 의사를 만나 잘못된 치료를 받을 위험을 피해갈 수 있다. 이 정도의 도움만 얻어도 충분하지 않을까?

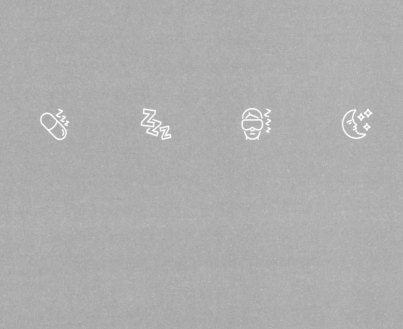

몸 치료약으로
불면증 잡기

Chapter 4

01
우선 이용해보는 단방약

▎산조인

산조인(볶은 것을 사용) 2~3 주먹과 대추 1 주먹을 주전자에 넣고 끓여, 냉장 보관하면서 하루에 3~4잔씩 마신다.

수면제를 먹어 보기도 하고 이런저런 방법들을 다 써도 잠을 못 자겠다던 환자분이, 위와 같이 해서 드신 후부터 잠을 잘 자게 됐단다.

▎단방약 이용법

단방약을 이용해서 효과를 얻는 방법에는 여러 가지가 있다. 그중에서 대표적인 두 가지 효과만 설명한다. 첫째는 단방약 자체만의 효과다. 둘째는 다른 치료를 도와주는 효과다. 불면증에 산조인을 달여 먹는 것을 예로 들어 보자. 산조인만 드실 경우가 있고, 다른 수면제를 복용하면서 산조인을 달여 먹을 수도 있다. 불면증의 초기에 증상이 심하지 않은 경우에는, 산조인 만으로 치료효과를 얻을 수도 있다. 하지만 시간이 지나고 불면증이 심해지면, 산조인 만으로 치료효과를 얻기는 어렵다.

양약 수면제를 복용하는 불면증 환자분이 있다고 가정하자. 일반적으로 처음에는 조금 드시던 수면제가 시간이 흐르면서 양이 늘어난다. 이때 산조인을 같이 복용한다고 한 번 더 가정해보자. 산조인이 전혀 도움이 안 되는 경우도 있겠지만 도움이 되는 경우도 있을 것이다. 도움이 많이 되는 경우에는 수면제를 줄이거나 끊을 수 있고, 도움이 많지 않을 경우에도 수면제의 양이 늘어나는 것을 막아줄 것이다. 수면제를 끊을 정도로 효과가 나타난다면 아주 좋겠지만, 수면제의 양이 늘어나는 것을 막아주기만 해도 불면증 치료와 관리에 많은 도움이 된다.

현실적으로 단방약만으로 질병을 치료하기는 어렵다. 하지만 전문 치료를 도와주는 역할로 이용한다면, 많은 도움이 될 것이다. 따라서 이 책에서 설명하는 단방약들을 차처럼 끓여 드시면, 초기의 약한 불면증을 치료하거나, 심해진 불면증을 치료할 때 보조적인 도움을 줄 수 있다.

02
우선 이용해보는 처방약

| 귀비탕

독성이 없고 식품과 같으므로 오래 복용할 수 있다. 일반적으로 당
귀, 원육, 볶은 산조인, 원지, 인삼, 황기, 백출, 백복신, 목향, 감초, 생
강, 대추로 구성된다. 걱정과 생각이 많아서 입맛이 없어지고, 마음이
약해져 잘 잊어버리고 기억도 잘 나지 않고 가슴이 두근거릴 때 복용
한다.

03
생일체질한의원의 수면약 '생일숙면환'

음식처럼 순한 식물성 한약재들만을 발효하여 만든 '천연 발효 식물
성 한방 수면제'다. 수면을 촉진하는 한약재를 발효하여 소화제 크기
의 알약으로 만들었다. 1회 30알씩, 1일 2-3회 복용한다.

04
몸에 병이 있어도 못 잔다

▌병이 못 자게 하네

병이 있으면 몸이 불편하다. 생명활동에 장애가 발생한다. 몸의 불편함과 생명활동의 장애는 수면활동을 방해한다. 또한 이차적으로 마음에 긴장과 걱정과 불안과 고통을 유발한다.

불면증의 원인으로 작용하는 질병은 너무 많고 다양하고 복잡하다. 이해를 돕기 위하여 일상에서 쉽게 만날 수 있는 증상들을 중심으로 간단하게 설명한다. 소화장애, 비염과 축농증, 이명증, 통증, 순환장애, 변비, 야뇨증, 갈증, 속열, 감염과 감기 후유증 등이다.

소화장애

소화장애는 소화가 안 되고 윗배가 불편한 것이다. 위장과 관련하여 나타나는 모든 불편함은 수면을 방해한다.

한의학에서의 위장은 심장의 혈액이 복부로 흘러나오는 주요 통로 역할을 한다. 위장의 운동이 부족해지면, 심장에서 위장으로 흘러나오는 혈액 순환에 부담을 준다. 심장에 부담을 주면 불편해져 수면에 방해된다. 또한 위장의 운동부족은 부교감신경계를 억제한다. 상대적으로 교감신경계를 흥분시켜 심장을 자극하므로 수면을 방해한다.

소화가 안 되고 속이 불편하면 잠자기 어려워진다.

2. 비염과 축농증

비염과 축농증은 코를 막히게 한다. 코가 막히면 호흡이 곤란해진다. 구강호흡을 유발한다. 구강으로 호흡하면 입이 마르고 코를 골게된다. 호흡이 곤란해지거나 코를 골면 깊은 수면이 이루어지지 못한다. 심해지면 수면 무호흡증이 발생한다. 이 때에는 비염과 축농증을 먼저치료한다. 치료의 중심은 코다. 코를 중심으로 하나하나 치료하는 것이 중요하다. 비염이 치료되면 다른 증상들도 개선된다. 한편 코골이가심하거나 수면 무호흡증이 있다는 사실만으로도 불면증이 있다고 진단할 수 있다.

3. 이명증

이명은 귀에서 자꾸 소리가 나는 것이다. 이명이 소음으로 작용하므로 잠을 방해한다. 귀와 코는 연결되어 있다. 이명을 치료할 때도 코를먼저 치료하는 경우가 많다.

4. 통증

아픈 것 자체가 불면증의 원인으로 작용한다. 통증이 움직임을 방해하여 수면자세를 불편하게 만든다. 자세가 불편해도 잠들기 어렵다.

모든 통증이 수면을 방해하지만, 특히 경추를 비롯한 목과 어깨에 통증이 있으면 더욱 수면을 방해한다. 베개를 벼고 잠을 잘 때, 목의 통증과 통증으로 인한 불편한 수면자세가 숙면을 방해한다.

5. 순환장애

순환장애가 있으면, 수면이 진행될수록 몸이 저리고 뻣뻣해지는 불편감이 수면을 방해한다.

6. 변비

변비가 있으면 배출되어야 할 노폐물질과 독소물질이 인체 내에 머무르며 대사를 방해하고 불쾌감을 유발하므로 불면증의 원인이 될 수 있다.

7. 야뇨증

야뇨는 밤에 소변을 자주 보는 것이다. 자세히 말하면 잠자는 중간에 일어나서 소변을 보는 것이다. 수면 중에 소변이 자주 마려우면 자꾸 깨게 되어 수면유지장애를 유발한다. 다시 그것이 불안감을 일으켜 이차적으로 불면증을 유발할 수 있다.

8. 속열과 갈증

속열은 체온을 내려주는 기능이 저하되어, 몸 안의 심부 온도가 오르거나 심장이 흥분될 때 나타난다. 온도 상승과 흥분이 수면을 방해한다.

호르몬의 부족으로도 동일한 증상이 나타날 수 있다. 호르몬 부족의 대표적인 증상이 '갱년기 증후군'이다. 노화로 인해 여성호르몬이 부족해지면 열기가 자꾸 가슴과 얼굴로 오른다. 열기가 수면을 방해한다. 이러한 이유로 갱년기 증후군의 증상 중 하나가 불면증이다.

여름에 열대야 현상이 발생할 때도 속열이 발생하여 잠들지 못한다. 감염증에 걸려 열병을 앓아도 속열이 생겨 잠들지 못하게 된다.

속열의 대표적인 증상이 갈증이다. 갈증이 심해도 잠을 못 잔다. 화병이 오래되어 나타나기도 한다. 특히 노인분들은 목이 말라서 잠에서 깨는 경우가 많다.

9. 감염과 감기 후유증

감염되어 체온이 오르면 잠을 자지 못한다. 감염증의 주요증상은 고열이다. 고열이 가장 강하게 수면을 방해한다. 불면증뿐만 아니라 정신병을 유발할 수도 있다. 감염이 지나가도 후유증으로 인해 열감이 남아 있는 경우가 있다. 이 열기가 불면증의 원인이 된다.

10. 외상

외상을 입으면 염증과 통증으로 잠을 자지 못한다.

독소가 못 자게 하네

요즘 해독을 이용한 건강관리에 대중들의 관심이 많다. 해독을 잘하려면 '독'과 '해독'의 의미에 대해 잘 알아야 한다. '독'의 의미도 바뀌었고, '해독'의 의미도 바뀌었다. 전문적인 치료법인 '제독'이 일반인의 건강관리법으로 이용되면서 적용 범위와 치료방법이 변화했기 때문이다.

요즘 통용되는 '독'은 단지 나쁜 작용을 하는 것을 의미한다. 원래 '독'의 의미는 독성이 아주 강한 것을 의미했다. 요즘 통용되는 '해독'은 나쁜 작용의 요소들을 나쁘지 않은 작용의 요소들로 바꾸는 것을 의미한다. 원래 '해독'의 의미는 외부의 독, 독소, 독극물에 갑자기 '중독'된 것을 전문적으로 '제독'하는 것을 의미했다. '중독'은 응급상황이므로 가능한 한 빨리 응급실에서 전문치료를 받아야 한다.

따라서 해독의 대상인 독은 한의학의 '사기'에 해당한다고 볼 수 있다. '사기'는 나쁜 기운이나 물질이다.

나쁜 작용을 하는 몸의 요소는 크게 네 가지로 나눈다. 마음의 독소 작용, 공존하는 기생충(기생균)의 독소 작용, 혈관(세포) 안의 물질성 독소 작용, 혈관(세포) 밖의 물질성 독소 작용이 있다.

한의학적인 표현은 울, 충, 담음, 어혈이다. 독소 작용이 있으면 몸과 마음에 자극을 준다. 자극이 흥분하게 하고 불편하게 한다. 흥분과 불편함이 수면을 방해한다. 불면증의 원인이 된다. 원인이라고 표현하였지만, 반대로 불면증의 결과물로 울, 충, 담음, 어혈이 나타날 수도 있다.

1. 울

심리적 독소다. 스트레스다. 긴장감이다. 불편한 마음이다. 마음병의 초기 단계다. 더 심해지면 완전한 마음병이 된다. 한의학에서는 마음이 불편할 때의 몸의 변화를 6가지 울증으로 표현한다. 적극적인 치료는 '마음 치료약으로 불면증 잡기'의 내용 중에서 '잘 자게 해주는 마음 치료약'과 '마음 달래기'에 대한 설명을 참고하면 된다.

마음은 편안함과 불편함을 반복한다. 만약 불편함이 지속되면 독소로 작용한다. 몸에 문제가 발생한다. 마음이 편안해지면 독소의 작용은 저절로 없어진다.

2. 기생균(기생충)

생물성 독소다. 바이러스 박테리아 기생충 등이다. 바이러스가 대표적이다. 몸을 건강하게 만들고 면역력을 상승시키는 것이 간접 치료법이다. 간접 치료는 '보약으로 불면증 잡기'의 내용 중에서 보약에 대한 설명을 참고하면 된다. 체질과 몸의 상황에 맞는 보약이 간접 치료약이다. 바이러스의 경우 간접 치료가 더욱 중요하다. 다른 여러 가지 독소의 누적으로 인하여 몸 상태가 나빠지고 면역력이 떨어진 경우에는 해독약으로 치료한다.

상한방과 구충제를 구체적으로 처방하고 복용하는 것이 직접 치료법이다. 증상을 잘 살피고 처방을 정확하게 하는 것이 중요하다.

평상시 문제없이 공존하는 미생물들도 건강상태와 면역력이 나빠짐에 따라 유해균으로 작용한다. 유해균으로 작용할 때 독소의 의미를 지닌다. 병원성 미생물 독소가 되는 것이다. 유해균은 건강상태와 면역력이 좋아짐에 따라 중립균이나 유익균으로 바뀐다.

3. 담음

생명활동에너지의 비정상적인 활동으로 인해 발생하는 병리적인 물질이다. 혈관 밖의 물질성 독소다. 또한 세포 밖의 독소다. 세포 사이의 독소다. 비정상적인 체액이다. 주로 비정상적인 분비물들을 말한다. 비정상적인 분비물들은 신경전달물질의 소통을 방해한다. 신경의 주요 작용은 전달과 소통이다. 소통을 방해하는 담음은 신경계 질환의 원인으로 작용하는 경우가 많다. 담음 증상이 신경계의 불안을 유발하므로 이차적으로 불면증의 원인이 된다. 주로 온담탕, 육군자탕, 이진탕 등을 이용하여 치료한다.

4. 어혈

생명활동물질의 비정상적인 활동으로 인해 발생하는 병리적인 물질이다. 어혈은 혈액성 독소다. 비정상적인 혈액이다. 혈관 안의 물질성 독소다. 또한 세포안의 독소다. 혈관 안에 있어야 할 것이 혈관 밖으로 배출되어도 어혈이 된다. 만약 출혈되면 그 부분에서만 문제를 일으킨다. 독소가 혈관 안에서 작용할 때는 전체적인 문제를 일으킨다.

어혈의 특징은 산소가 섞였다는 것이다. 산소의 영향으로 조직을 파괴한다. 독소가 혈관을 손상하면 단단해지고 출혈이 발생한다. 출혈이 어혈의 대표적인 증상이다.

어혈로 인한 마음병은 뇌 조직의 직접적인 손상과 관련성이 있다. 신경정신활동에 심한 장애가 발생하므로, 심각한 정신과 질환으로 발전할 수 있다. 불면증도 나타난다. 주로 혈부축어탕, 당귀수산, 계지복령환 등을 이용하여 치료한다.

05
잠 잘 자게 해주는 몸 치료약

불면증 치료의 백미는 당연히 한약 복용이다. 처방약을 복용하는 것이 제일 효과적인 방법이다.

처방들은 이름은 같아도 사용하는 의사의 소견에 따라 조금씩 달라진다. 그런 이유로 고서나 각종 의서에 나와 있는 처방들도 이름은 같지만, 내용은 아주 다른 경우가 많다. 기본적인 틀도 다르지만 가감하는 단계에서 더욱더 달라진다. 가감이란 더하고 뺀다는 뜻이다. 한약재의 양을 줄이거나 늘리고, 다른 한약을 추가하거나 기존의 약재를 빼기도 한다. 처방이 마무리될 때에는 처음과 많이 달라질 수 있다. 이는 진찰과 변증의 결과에 따라, 가장 적당한 한약 처방으로 변화하는 과정에서 나타나는 당연한 결과다.

기본적인 처방 몇 가지를 안다고 쉽게 임상에 접근하려는 분들이 있지만, 처방하는 능력은 그렇게 쉽게 얻을 수 없다. 아래에 있는 설명들도 문자 그대로 받아들이면 안 된다. 각각의 한약재들이 공동으로 만들어내는 효과들을 모두 이해하고, 진찰 결과에 따라 정확하게 처방이 선택되고, 환자의 특성에 맞게 정밀하게 변화되어야 제대로 된 효과를 얻을 수 있다.

▌병을 치료해주니 잘 자네

몸의 병을 치료해주면 잘 자게 된다.

1. 소화장애는 주로 평위산, 보화환, 내소산을 이용하여 치료한다

평위산

치료약이므로 증상이 개선되면 복용을 바로 중단해야 한다. 창출, 진피, 후박, 감초, 생강, 대추로 구성된다. 소화가 안 되는 것을 고쳐주고 위의 기능을 회복시켜준다.

보화환

치료약이므로 증상이 개선되면 복용을 바로 중단해야 한다. 백출, 진피, 반하, 적복령, 신곡, 산사, 연교, 향부자, 후박, 나복자, 지실, 맥아, 황연, 황금으로 구성된다. 음식으로 인해 생겨난 모든 문제와 뭉치고 덩어리진 것을 치료한다.

2. 비염과 축농증은 주로 여택통기탕을 이용하여 치료한다

여택통기탕

치료약이므로 증상이 개선되면 복용을 바로 중단해야 한다. 황기, 창출, 강활, 독활, 방풍, 승마, 갈근, 감초, 마황, 천초, 백지, 생강, 대추, 파뿌리로 구성된다. 냄새 못 맡는 것을 치료한다.

3. 이명증은 주로 형개연교탕을 이용하여 치료한다

형개연교탕

치료약이므로 증상이 개선되면 복용을 바로 중단해야 한다. 형개, 연고, 방풍, 당귀, 천궁, 백작약, 시호, 지각, 황금, 치자, 백지, 길경, 감초로 구성된다. 양쪽 귀가 붓고 아픈 것을 치료한다.

4. 통증은 주로 오적산을 이용하여 치료한다

오적산

치료약이므로 증상이 개선되면 복용을 바로 중단해야 한다. 창출, 소엽, 진피, 후박, 길경, 지각, 당귀, 건강, 백작약, 백복령, 천궁, 백지, 반하, 계피, 감초, 생강, 파로 구성된다. 추위에 상하여 머리와 몸이 모두 아프고 손발이 냉하고, 가슴과 배가 아프고 구역질과 설사가 함께 나고, 날 것과 냉한 것을 먹고 탈이 난 것을 치료한다.

5. 순환장애는 주로 오약순기산을 이용하여 치료한다

오약순기산

치료약이므로 증상이 개선되면 복용을 바로 중단해야 한다. 소엽, 진피, 오약, 천궁, 백지, 백강잠, 지각, 길경, 건강, 감초, 생강, 대추로 구성된다. 혈액순환을 촉진하고 긴장과 뻣뻣함을 풀어주고 목과 어깨의 통증을 치료한다.

6. 변비는 주로 제천전을 이용하여 치료한다

제천전

치료약이므로 증상이 개선되면 복용을 바로 중단해야 한다. 당귀, 육종용, 우슬, 택사, 승마, 지각으로 구성된다. 병이 오래되어 기능이 약해져서 발생하는 변비를 치료한다.

7. 야뇨증은 주로 축천환을 이용하여 치료한다

축천환

치료약이므로 증상이 개선되면 복용을 바로 중단해야 한다. 오약, 익지인으로 구성된다. 방광의 기능이 약해져 소변을 자주 보는 것을 치료한다.

8. 갈증은 생맥산을 이용하여 치료한다

생맥산

보약이므로 꾸준히 복용해도 된다. 맥문동, 인삼, 오미자로 구성된다. 갈증을 없애주고, 더위를 이겨내게 하고, 진액이 부족하여 나른하고, 땀을 많이 흘려 기운이 없는 것을 치료한다.

9. 감기 후유증은 주로 치시탕을 이용하여 치료한다

치시탕

치료약이므로 증상이 개선되면 복용을 바로 중단해야 한다. 치자,

두시로 구성된다. 과다하게 땀이 나거나 과다하게 설사한 후에, 가슴이 두근거리고 잠을 자지 못하는 것을 치료한다.

필자가 처음 개원했을 때, 감기 후유증으로 인한 불면증 환자가 내원했었다. 양약 수면제를 1주일 이상 복용했는데도 전혀 효과가 없어, 거의 뜬눈으로 밤을 새운단다. 그때 치시탕을 5일분 지어 주었는데, 2번 정도 복용하기 시작한 후부터 잠을 잘 주무셨단다. 종종 느끼는 일이지만 한약이 좋을 때는 한두 번만 복용해도 바로 효과가 난다. 특히 치료약을 복용할 때 자주 일어난다.

▌해독해주니 잘 자네
몸의 독소를 해독해주면 잘 자게 된다.

1. 충은 주로 면역력과 상한방, 구충제로 해독한다
충은 기생균과 기생충으로 나누어 해독한다. 기생균은 면역력을 강화하고 '상한방'을 처방하여 해독한다. 그중에서 패독산을 예로 들어 설명한다. 기생충은 면역력을 강화하고 구충제를 복용하여 해독한다.

형방패독산
치료약이므로 증상이 개선되면 복용을 바로 중단해야 한다. 형개, 방풍, 인삼, 시호, 전호, 강활, 독활, 지각, 길경, 천궁, 적복령, 감초로 구성된다. 몸이 약해서 균이 발생하거나 침입할 때 균을 몰아낸다.

2. 울은 주로 육울탕을 이용하여 해독한다

육울탕

치료약이므로 증상이 개선되면 복용을 바로 중단해야 한다. 향부자, 창출, 신곡, 치자, 연교, 진피, 천궁. 적복령, 패모, 지각, 소엽, 감초, 생강으로 구성된다. 뭉치고 응어리진 기운을 풀어 마음과 몸의 긴장을 해소한다.

3. 담음은 주로 온담탕, 육군자탕을 이용하여 해독한다

온담탕

치료약이므로 증상이 개선되면 복용을 바로 중단해야 한다. 반하, 진피, 백복령, 지실, 죽여, 감초, 생강, 대추로 구성된다. 심장과 담이 약해져 겁이 나고, 꿈을 꾼 것 같은데 무슨 꿈인지는 알 수 없고, 허약해서 발생한 열이 심장을 자극하여 답답하고 두근거리면서 잠을 자지 못할 때 복용한다.

육군자탕

치료약이므로 증상이 개선되면 복용을 바로 중단해야 한다. 인삼, 백출, 백복령, 감초, 진피, 반하로 구성된다. 에너지 부족과 대사 부족으로 인해 발생하는 담음을 제거한다.

4. 어혈은 주로 혈부축어탕, 당귀수산을 이용하여 해독한다

혈부축어탕

치료약이므로 증상이 개선되면 복용을 바로 중단해야 한다. 도인, 홍화, 당귀, 생지황, 천궁, 적작약, 우슬, 길경, 시호, 지각, 감초로 구성된다. 혈액을 활성화하는 생명활동물질을 보충하고, 혈액 속의 노폐물과 독소를 제거하고, 혈액순환을 촉진하고 통증을 치료해준다.

당귀수산

치료약이므로 증상이 개선되면 복용을 바로 중단해야 한다. 당귀의 가느다란 뿌리, 적작약, 오약, 향부자, 소목, 홍화, 도인, 계심, 감초, 술로 구성된다. 타박이나 염좌로 인한 손상을 치료하고, 기혈이 뭉쳐서 순환되지 못하는 것을 풀어 주고, 배와 가슴의 통증을 없애준다.

친한 후배 한의사가 당귀수산으로 불면증을 치료한 이야기를 해주었다. '동씨침법'이라는 책 속에 혈부축어탕으로 불면증을 치료하는 내용이 있어서, 불면증 환자에게 당귀수산을 처방하였더니 효과가 좋았단다.

마음 치료약으로
불면증 잡기

Chapter 5

01
마음에 병이 있어도 못 잔다

▌마음병 발생과정

이해를 돕기 위해 음식으로 인한 병을 살펴보자. 음식이 잘 소화되고 잘 흡수되고 잘 사용되고 모두 배출되면 문제를 일으키지 않는다. 하지만 음식이 소화되지 않거나 흡수되지 않거나 사용되지 않거나 배출되지 않는다면 독소로 작용하여 문제를 일으키게 된다. 그중에서 소화되지 못하고 체한 상태로 있는 것이 가장 큰 문제다. 가장 불편하고, 여러 가지 다른 문제들을 재생산하기 때문이다. 체하면 배가 아프고 머리가 아프고, 열나고 기운 빠지고, 설사하고 피부가 가렵고, 두드러기가 나타나는 등 아주 다양한 증상들이 나타날 수 있다.

욕망으로 인한 병을 살펴보자. 욕망이 올라오고 성취하고 해소되면서 마음의 현상이 일어난다. 마음의 활동은 어떤 욕망이 일어나고 그 욕망을 따라 행동이 이어지고 욕망이 충족되고 마무리되는 과정이다. 욕망이 나타나고 그것이 어떠한 행동을 일으키고 사라지면, 문제를 일으키지 않는다. 하지만 욕망이 해소되지 않는다면 마음에 머물며 독소로 작용하여 문제를 일으킨다. 욕망이 해소되지 못하는 이유는 현실적인 문제에 부딪히기 때문이다. 욕망을 충족시키기 위한 환경이 조성되지 못하였다는 이유로, 이성이 욕망 충족을 막는 것이다. 욕망을 먹지 못하거나, 먹어도 소화가 되지 못하거나, 배설되지 못하는 것이다. 그 중에서 소화되지 못하고 체한 상태로 있는 것이 가장 큰 문제다. 가장 불편하고, 여러 가지 다른 문제들을 재생산하기 때문이다.

마음병은 음식을 먹고 체한 것과 같다. 욕망을 먹고 체한 것이다. 욕 망에 체하면 아주 다양한 정신질환들이 나타나게 된다. 욕망이 일어났 지만, 이성에 의해 받아들여지지 않고 억압당했을 때 나타나는 갈등과 불안이 정신질환의 원인이 된다. 음식이 체했을 때, 아주 다양한 증상 들이 발생하는 것과 같다.

배변하는 과정을 예로 들어 생각해보자. 배변 활동에는 두 개의 괄 약근이 관여한다. 우리가 일반적으로 알고 있는 밖으로 보이는 외괄약 근과 그 괄약근의 몇 센티미터 안쪽에 있는 아주 비슷한 내괄약근이 다. 외괄약근은 이성의 명령에 따르는 중추신경계의 영역에 있고, 내 괄약근은 감정의 명령에 따르는 자율신경계의 영역에 있다.

내괄약근(감정)은 속의 편안함에만 관심이 있다. 상황을 배려하지 않 는다. 배출욕구가 생겼을 때는 항상 열려고 한다. 속이 편안해지기 위 해서라면 언제라도 배출할 기세다. 무조건 시도한다. 이에 반하여 외 괄약근(이성)은 감정의 요구를 들어줄 수 있는 상황인지 아닌지를 판단 한다. 상황에 따라 열고 닫고를 결정한다. 주변 환경을 참고하여 최종적인 배출 여부를 결정한다. 외괄약근은 이성이 화장실에 갈 상황이 아니라고 판단하면 최선을 다해 항문을 꼭꼭 닫고, 갈 상황이라고 판단하면 항문을 연다.

이처럼 감정은 자신의 욕망 충족이 우선이다. 이에 맞서 이성이 주변 환경의 상황에 맞추어 욕망을 제어한다.

대변이 마려운 상황에서도 욕망과 이성은 충돌하고 타협한다. 배출을 둘러싸고 있는 상황들은 아주 다양하다. 응급한 상황일 수도 있고 아닐 수도 있다. 바로 화장실에 갈 수 있는 환경일 때가 있고, 아닐 수도 있다. 아주 오랜 시간이 지나야 갈 수 있는 환경일 때도 있다. 다양한 상황에서 욕망(감정)과 환경(이성)의 타협에 따라 바로 배출할 수도 있고, 참았다가 배출할 수도 있고, 너무 급하여 나쁜 환경임에도 불구하고 배출할 수도 있고, 최악의 상황이라면 배출한 기회조차도 얻지 못할 수도 있다.

대변이 마려운 상황에서 바로 정상적으로 배출하면 욕망은 정상적으로 충족된다. 아무런 문제도 만들지 않는다. 하지만 바로 배출하지 못하면 문제가 발생한다. 아주 많은 사람과 함께 넓은 광장에 있는 상황이라고 가정해보자. 바로 배출할 수는 없지만 참을 수 있는 경우다. 힘들게 참았다가 한참 후에 정상적으로 배출하면 짜증을 받으면서 충족될 것이다. 참을 수 없는 경우라면 바지 안에 대변을 싸거나 엉덩이를 내리고 그 자리에서 대변을 싸야 한다. 부끄러운 환경 속에서 어쩔 수 없이 배출하면 상처를 받으면서 충족될 것이다. 또 아예 배출한 기회조차도 없다면 절망에 빠질 수도 있다. 이러한 과정에서 발생하는 짜증과 상처와 절망은 마음병을 만든다.

▌좌절과 억압

마음병은 크게 욕망좌절과 욕망억압으로 분류된다. 위 배변의 예에서, 배출할 기회조차도 얻지 못하는 절망은 욕망이 좌절되는 것이다. 참아야 하거나 상처를 받는 것은 욕망이 억압되는 것이다. 좌절은 먹고 싶은 욕망(음식)을 먹지조차 못하게 된 것이고, 억압은 욕망을 먹었지만 체한 것이다. 좌절이나 억압이 되었을 때, 인정하고 욕망을 완전히 포기하면 병은 발생하지 않는다. 만약 포기하지 않고 계속 욕망을 지속하면 병이 발생한다.

좌절하는 경우와 억압되는 경우를 살펴본다.

1. 욕망의 좌절

욕망이 좌절되는 경우에 그 좌절을 인정할 수도 있고 인정하지 않을 수도 있다. 만약 인정하면 욕망을 완전히 포기한다. 포기하면 아무런 문제 없이 다른 욕망으로 바꿀 수 있다. 좌절을 인정하지 않으면 마음병이 발생한다. 배고픈 상태가 계속되는 것이다. 일부의 경우 범죄욕망으로 바뀐다. 바뀐 욕망이 충족되면 마음병은 줄어들 수도 있겠지만,

범죄자가 된다. 범죄자가 되면 이차적인 마음병이 발생한다. 충족되지 못하면 마음병이 더욱 심해진다.

2. 욕망의 억압

억압되는 경우에 그 억압을 인정할 수도 있고, 인정하지 않을 수도 있다. 만약 인정하면 욕망을 포기하고 다른 욕망으로 바꾼다. 억압이 해소된다. 인정하지 않으면 기회를 노리거나, 끝내 이루지 못할까 걱정한다. 억압이 계속된다. 억압은 음식이 소화되지 못하고 정체된 것과 같이, 욕망이 정체되어 여러 가지 문제를 일으키며 마음병을 만든다.

욕망 중에서 식욕은 상대적으로 사회적 억압이 약하다. 따라서 마음병을 만드는 경우가 드물다. 상대적으로 성취가 쉬우므로, 강하게 억압을 당하는 다른 욕망을 대신 충족해주는 역할을 식욕이 담당하는 경우가 많다. 스트레스를 완화하는 수단으로 식욕을 이용하는 것이다. 스트레스를 먹는 것으로 풀 때, 비만 당뇨 고지혈증이 잘 발생한다.

성욕과 폭력욕은 상대적으로 사회적 규제가 강하다. 따라서 마음병을 많이 일으킨다. 현대사회는 성이 개방되고 경쟁이 치열한 특징이 있다. 치열한 경쟁 속에서 폭력욕(분노, 화병)은 강해진다. 따라서 폭력욕의 문제가 더욱 중요해졌다. 폭력욕까지 넘어왔으면 좌절을 오래 겪은 것이므로, 가장 심한 마음병을 일으킨다.

▎마음병이 잠 못 들게 하는 이유

마음이 병들면 잠을 못 잔다. 병든 마음은 직접적으로 불면증의 원인으로 작용하기도 하지만 간접적으로도 작용한다.

직접적으로 작용한다는 것은 병든 마음 자체가 불면증의 원인으로 작용한다는 의미다. 마음이 병들면 불면증을 비롯한 여러 가지 신경정신과적인 증상들이 나타난다. 병든 마음을 비유로 설명하면, 먹은 음식이 소화되지 못하고 체한 상태와 같다. 체한 음식은 배와 머리를 아프게 하고 구토와 어지러운 증상을 비롯하여 여러 가지 몸의 문제들을 일으킨다. 이처럼 치료되지 못하고 체한 상태로 있는 병든 마음도 불안 우울 등 여러 가지 마음의 문제들을 일으킨다.

간접적으로 작용한다는 것은 정신활동의 증가와 문제를 억누르는 과정과 대리충족의 과정에서 낭비되는 에너지와 영양의 부족이 불면증의 원인으로 작용한다는 의미다.

고민이 있으면 정신활동이 증가하여 에너지가 많이 소비된다. 따라서 에너지가 부족한 증상들이 나타난다. 입맛이 떨어지고 식욕이 저하되고 만사가 귀찮아진다. 심한 경우, 먹은 음식을 견디지 못하고 토해내기도 한다. 소화하거나 몸을 움직일 때 사용할 에너지가 부족하기 때문이다. 이때에는 불면증도 함께 나타난다.

마음을 병들게 하는 문제를 억누르는 과정에서 일어나는 에너지와 영양의 낭비가 불면증의 원인으로 작용한다. 마음의 문제는 정신활동을 방해한다. 만약 오랫동안 해소되지 못하면 정신활동에 많은 문제가 발생한다. 따라서 어떤 문제가 마음의 병을 일으키려 한다면, 처음부터 문제를 억누르고 가능한 무의식의 영역으로 보내어 가둔다. 하지만 문제가 없어진 것이 아니다. 여전히 무의식에 존재한다. 다만 억누르는 힘에 눌려 일시적으로 작용만 못 하는 상태다. 만약 조금이라도 억누르는 힘이 약해지면, 문제는 다시 의식의 영역으로 올라와 신경정신과 증상들을 만들어 내고 여러 증상이 마음을 가득 채우게 된다. 문제를 억누를 때 많은 에너지와 영양을 낭비한다. 낭비로 인해 에너지와 영양이 부족해지니, 잠의 활동에 사용할 에너지와 영양도 부족해진다. 따라서 수면장애가 발생한다.

상처받고 억압받는 과정에서 발생하는 갈등과 긴장을 완화시키기 위해 대리 충족의 방편으로 여러 가지 필요없는 행동을 하게 된다. 그 과정에서 에너지와 영양의 낭비가 일어난다. 에너지가 부족해지면, 잠잘 때 이루어져야 할 생명활동이 이루어지지 못한다. 당연히 잠도 이루어지지 못한다. 에너지의 부족이 불면증을 일으키는 것이다.

잠 못 드는 마음들

욕망좌절과 욕망억압이 여러 가지 잠 못 드는 마음들을 만들어 낸다.

1. 탓하는 마음

다른 사람이나 상황을 탓하는 마음이다. 욕망을 성취할 수 있었는데, 어떤 작은 문제로 성취하지 못했다고 생각하는 것이다. 다른 사람이나 잠시의 상황이나 조건 때문에 성취되지 못했다고 생각하면, 분노하고 억울해한다. 자신의 탓이라 생각하면 자존감에 상처를 받는다.

다른 사람의 탓으로 돌리면, 그 사람에게 보복하고 싶어한다. 이때 보복을 정당화시키는 것은 선악 규정이다. 나쁜 놈이란 선악 규정은 폭력을 정당화한다. 탓하는 다른 사람을 나쁜 사람으로 규정하는 것이다. 누구를 탓하는 것과 폭력은 욕망을 포기하지 않고 지속하는 과정에서 나타난다. 좌절된 욕망을 지속시키기 위한 대체물로써 나타난다. 하지만 폭력도 범죄이므로, 새로운 억압을 받게 된다. 억압이 늘어난다.

2. 억울한 마음

성취가 가능했던 욕망이라고 믿는 마음이다. 예상치 못했던 방해만 없었다면 충분히 성취할 수 있었었다고 생각하는 마음이다. 또한 조금만 노력하거나 상황이 조금만 나아지면 성취할 수도 있다고 기대하는 마음이다. 따라서 욕망의 성취를 위해 범죄적인 방법을 동원하거나, 좌절의 원인이 되는 다른 사람에게 보복하려고 한다. 하지만 범죄적인 방법과 보복은 강한 억압을 받게 된다. 그 억압 속에서 다시 갈등과 불안함이 발생하게 된다.

3. 상처받은 마음

기억이 나지 않는 어릴 적의 상처나, 기억 속의 깊은 마음의 상처들은 우울감이나 분노를 만들어 수면을 방해한다.

사람은 모두가 자신의 존재감이 충족되길 바란다. 자신이 사랑받을 만한 사람임을 확인받고 싶어한다. 사랑받고 싶은 욕망과 연결된다. 만약 성장기에 부모의 사랑을 받지 못하면, 자기 존재감이 상처를 받기 시작한다. 더 나아가 주변 사람들의 사랑을 받지 못하면 상처는 더욱 깊어진다. 특히 사랑을 주었음에도, 그 사랑이 되돌아오지 않을 때가 있다. 그때에는 사랑받을 자격이 없다는 자괴감에 빠져들게 되고, 깊은 상처를 받으며 분노의 감정이 발생한다.

욕망이 좌절되었을 때, 좌절의 원인을 자신에게 돌릴 때가 있다. 자신의 부족을 탓하는 것이다. 탓하는 과정에서 자존감이 상처받는다. 상처의 바탕에는 자신을 향한 분노가 있다. 자신에 대한 분노는 강한 억압을 받게 된다. 여기에서 다시 갈등과 불안함이 발생한다.

다른 사람에 대한 분노의 감정이 방향을 틀어 자신을 향하는 경우가 있다. 자존감이 상처를 받는다. 자신에 대한 사랑이 사라지기 시작한다. 자신을 사랑하지 않거나 미워할 때, 자신감도 부족해지고 의욕이 없어진다. 의욕이 없어지면 자신의 의지대로 행동하기 어려워진다. 대인기피와 자폐와 우울증과 자살 충동 등이 발생할 수 있다.

4. 흥분된 마음

재미있는 일과 취미, 오락, 유흥을 계속 지속하고 싶은 욕구는 마음을 흥분시킨다. 좌절과 억압을 회피하기 위한 수단이기도 하다. 마음이 흥분되면 수면을 방해한다.

몸과 마음을 안정시키는 대사가 약해지면 쉽게 흥분한다. 흥분을 가라앉히는 호흡법과 명상이 도움이 되며, 몸을 안정시키는 대사를 촉진해주는 치료가 도움이 된다.

5. 슬픈 마음

주변 사람과의 이별, 갑작스러운 금전과 권력과 명예의 상실은 마음에 슬픔을 만들어 수면을 방해한다. 슬픔에 빠지면 우울증을 만들고, 상대에 대한 분노에 빠지면 폭력욕망을 만든다. 한편 어머니에게 있어 가장 큰 상실은 아들이다. 상실을 경험한 어머니들의 이야기를 들으면, 아들을 먼저 보낸 어머니들의 상실감이 제일 크다. 주변에 아들을 잃은 어머니가 계시다면 항상 상실감을 배려해주어야 한다.

6. 외로운 마음

기존에 정들었던 사람이나 애완동물과의 갑작스러운 헤어짐이 외로움을 만든다. 또한 사람은 근원적인 외로움을 지니고 있다. 근원적으로 내 마음은 나만 알 수 있다. 각자의 마음은 각자만 알 수 있다. 자신의 마음을 완벽하게 알아줄 수 있는 사람이 한 명도 없다는 것이다.

따라서 기본적으로 사람은 혼자 사는 존재다. 사람은 근원적인 외로움을 지닐 수밖에 없는 운명이다. 외로움이 우울증을 만들고, 누군가에 대한 의존증을 만들고, 의존을 받아주지 않는 사람에 대한 분노를 만들 수 있다.

7. 두려운 마음

사람은 미래의 불확실성에 대해 두려움이 있다. 미래가 있음은 알지만, 미래가 어떠할지는 모른다. 미래는 알 수 없는 영역이다. 어떤 나쁜 일이 일어날 수도 있다. 불확실한 미래가 두려움을 일으킨다. 근원적인 두려움이다. 예측할 수 있다는 인간만의 뛰어난 능력과 함께 미래를 향한 두려움이 생겨났다. 이것이 무언지 모를 불안감을 조성하거나 기존의 불안감을 확대시킨다. 이러한 걱정들은 아주 강하게 수면을 방해한다.

첫째, 사람은 천부적으로 죽을 수밖에 없는 존재다. 무의식적으로 죽음에 대해 두려움이 있다. 현재의 개인적인 상황과는 아무런 관련이 없다. 예를 들어 스트레스가 없다고 말한 사람들을 대상으로 심리 검사를 하였더니, 90% 이상이 심리적인 스트레스 상태에 있다는 결과가 나왔다. 이것은 일반 사람들의 90% 이상이 무의식적으로 죽음의 두려움을 느끼고 있다는 것을 의미한다.

둘째, 사람은 언제든지 경제적 어려움을 겪을 수 있다는 두려움이 있다. 경제적 불확실성이다. 마음의 안정을 이루기 위해서는 최소한의 경제적 보장이 필요하다. 최소한의 의식주에 대한 보장이다. 따라서 의식주의 보장을 위해서 열심히 일하는 것 자체가 마음병을 치료하는 방법이 될 수 있다.

셋째, 재해나 사고에 관한 두려움이다. 만약 자연재해(사고)를 당하거나 자연재해(사고)의 참상을 목격하면, 무의식적 두려움이 더욱 커진다. 예를 들어 지진의 재해를 목격하거나 뉴스를 통하여 알게 되면, 고층빌딩에 들어가는 것이 왠지 두려워진다. 그러한 두려움들이 자꾸 쌓이면 무의식적인 심리적 불안감이 생겨나 잠을 방해할 수 있다.

넷째, 잠 자체가 두려움을 키울 수 있다. 잠이란 홀로 남겨지는 시간이고 미지의 세계로 떠나는 여행이기도 하다. 두려움이 많은 사람과 외로움이 많은 사람은, 홀로 잠든다는 것에 대한 거부감이 있을 수 있다. 이러한 거부감이 잠을 방해한다.

다섯째, 두려움은 마음에 용기를 주는 기능계와 활력을 주는 기능계가 약해질 때도 나타난다.

두려움에서 벗어나기 위해 사람들은 의지처를 찾는다. 의지하는 만

큰 두려움이 줄어들 수 있다. 의지한다는 자체가 안정감을 주기 때문이다. 그러한 의지하고 싶은 바람이 종교를 갖게 한다.

8. 불안한 마음

욕망이 사회적 규범 등에 의해 억압되고 있는 중이다. 성취의 기회가 거의 없다. 하지만 포기는 하지 못한다. 포기 하지 못하고 끝내 성취하기를 바란다. 하지만 바램과 달리 끝내 좌절될지도 모른다는 걱정으로 항상 불안하다. 불안하면 잠을 못 잔다. 불안감을 해소하기 위해 여러 가지 이상한 행동을 할 수 있다.

9. 갈등하는 마음

욕망이 억압을 받으면, 성취하거나 포기할 때까지, 이러지도 못하고 저러지도 못하는 갈등하는 마음이 일어난다. 갈등이 있으면 잠을 못 잔다.

10. 긴장된 마음

욕망이 사회적 규범 등으로 억압되고 있지만, 충족의 가능성을 항상 노리고 있을 때 나타나는 마음이다. 기회가 없더라도 욕망이 강하여 꼭 이루고자 기회를 노린다. 의도적으로 기회가 되면 언제라도 충족하려고 하는 상태다. 호시탐탐 기회를 노리므로, 모든 일에 민감해지고 긴장된다. 교감신경긴장증이 발생한다. 긴장이 있으면 잠을 못 잔다.

11. 분주한 마음

생각이 많으면 마음이 정리되지 않고 복잡해져 잠들지 못한다.

▌마음 달래기

마음병으로 발생하는 불면증은 주로 마음 치료약으로 치료하고, 보조적으로 침치료를 이용한다.

만약 장기적으로 마음이 불편하고 안정되지 않아, 치료기간이 길어질 때는 적극적인 마음 달래기를 실천해야 한다. 매일 충분하게 시간을 정하고 실천하여 한약과 침의 효과를 도와주는 것이 좋다. 치료효과가 높아지고 치료기간도 단축된다.

마음 달래기는 주로 명상, 참선, 기도, 예배를 이용한다. 여기에 더하여 '잠을 도와주는 생활습관'을 적극적으로 실천한다.

마음이 달래질수록, 인정하고, 수용하고, 긍정하고, 사랑하고, 배려하고, 만족하고, 존중하고, 즐겁고, 행복한 마음들이 자란다. 자랄수록 불면증과 멀어진다.

1. 명상하기

마음에 상처가 있어서 불면증이 계속된다면, 명상을 해본다. 자기 전에 명상하라는 의미가 아니고, 시간이 날 때마다 명상을 해보라는 의미다. 명상에서 참선으로 나아간다.

명상은 고요한 환경에서 고요히 내면에 집중함으로써, 외부대상과 자신의 감각과 생각들을 지워나가는 것이다. 생각이 지워지면서 좌절과 억압도 지워지고 상처와 갈등도 지워진다. 고요해지고 안정되는 것이다. 또한 사라지는 것이다. 자신마저도 사라진다.

외부의 대상들에서 점점 내면의 세계로 들어가는 것이다. 나의 근원을 찾아 들어가는 것이다. 들어갈수록 저절로 외부의 대상에서 벗어나고 마음의 경계에서 벗어난다. 마음이 편안해진다. 더욱 들어가다 보면 마음 자리도 끊어지고, 감각만이 남아서 체험이 이루어진다. 우주(빛)와 하나가 되는 체험을 한다. 명상은 위빠사나 요가선에 가깝다. 근원적인 의식(감각)은 있으면서 잠을 자는 것과 같다.

명상을 할수록 혼란스런 욕망과 사람과의 관계와 환경에서 벗어나므로 마음이 점점 안정된다. 안정된 마음에 도달할수록 혼란은 사라진다. 사라질수록 마음병이 치료되고 불면증도 치료된다. 명상상태에서 벗어나면 다시 혼란스러워질 수 있지만, 명상상태에서 얻은 힘으로 마음의 안정을 유지해나간다.

간단하게 명상을 하는 방법은, 조용한 곳에 혼자 앉아 자세를 바르게 하고, 눈을 살포시 감고, 생각을 지우면서, 감각의 근원으로 깊이 들어가는 것이다. 집중이 잘되면 근원과 하나가 될 수 있다.

2. 참선하기

명상이 잘되면, 참선을 해본다. 곧바로 참선해도 된다. 참선의 뜻을 정확하게 표현하자면 생활참선이라고 할 수 있다. 참선은 결론적으로 말하면, 맑은 정신(또렷이 깨어) 으로 나를 포함한 세상만사를 잘 살피는 것이다. 세상만사에 적극적으로 참여하여 그 속에서 피어나는 진짜를 보아야 하기 때문이다. 고통의 세상이라고 알고 있는 세상에 적극적으로 참여하여, 명확한 정신으로 잘 살피고 진짜의 모습을 봄으로써 고통의 세상이 아니었음을 깨닫는 것이다. 그렇다고 행복의 세상도 아니다. 고통도 아니고 행복도 아닌 그저 세상일 뿐임을 깨달아 내는 것이다. 깨달음은 관점의 대전환을 이루는 것이다. 관점의 대전환은 현상이 바뀌는 것이 아니라 해석이 바뀌는 것을 의미한다. 다시 말해 같은 것에 대한 해석이 달라지는 것이다. 따라서 가짜를 떠나 진짜를 찾아가는 여행이 아니라, 같은 자리에서 가짜 속에 숨어 있는 진짜를 찾아내는 것이다. 가짜에 속아 고통스러웠지만, 깨달아 관점의 대전환을 이루어 진짜에 돌아가면, 그대로가 아름다운 세상이 되는 것이다. 고통에서도 벗어나고 행복에서도 벗어나고, 때론 고통스럽고 때로 행복하고, 그래서 더욱 아름다운 세상. 그런 세상으로 찾아 들어가는 것이다. 그런 세상엔 마음병도 불면증도 없다.

처음부터 다시 설명하자면 참선은 생각으로 생각을 깨끗이 닦아 마음이 깨끗해지는 것이다. 생각을 잘해서 마음을 맑고 안정되고 편안하게 하는 것이다. 생각을 잘하는 것 자체로써 이미 마음은 깨끗해진다. 생각을 잘하는 것은 관점이 달라지는 것이고 생각의 반전을 이루는 것이고 깨닫는 것이고 자신의 본 모습을 회복하는 것이다.

처음에는 습관을 익히고 집중력을 높이기 위해, 조용하고 한적하고 방해가 없는 곳에서 살피고 생각하지만, 참선은 기본적으로 일상생활을 하면서 하는 것이다. 숙달되기 전에는 시간적 여유가 있는 대로 조용한 곳에서 더욱 집중하고 살피고 생각한다. 살피고 생각하는 것이 숙달되면, 언제든 살피고 생각한다. 소음 속에서도 하고, 놀면서도 하고, 일하면서도 한다. 하나의 궁금증을 세우고 계속 살피고 생각한다. 살피고 생각의 힘을 기르는 것이다.

마음을 혼란하고 불안하고 불편하게 만드는 것들은 가짜와 착각과 왜곡들이다. 가짜를 진짜로 알고, 착각하고, 왜곡되게 알고 있으면 마음이 혼란스러워지는 것이다. 또렷한 정신으로 자신의 마음을 잘 살펴서, 가짜와 착각과 왜곡을 알아차리고, 가짜와 착각과 왜곡에 다시는 속지 않는 것이 참선이다. 다른 말로, 가짜와 착각과 왜곡에서 벗어나, 진짜로 돌아가는 것이다.

마음병에 적용해보자. 조용하고 안정된 분위기에서 눈을 감고 곰곰이 생각해보자. '어떤 억울함이나 분노가 있을까?' '그 마음은 왜 생겼을까?' '나의 문제인가?' '남의 문제인가?' 자꾸 질문을 던지면서 그 답을 찾아본다. 어느 정도 답을 얻었다면, 더욱 근원적이고 정밀한 질문을 던지고 답을 찾아본다. 그 질문의 답을 찾으면 더 근원적인 질문을 만들고 진지하게 답을 찾아야 한다. 적극적으로 숨겨진 감정의 상처와 분노까지 찾아보자. 가짜를 진짜로 알 거나, 착각하거나, 왜곡되어 있는 것들을 하나하나 찾아보자. 그러한 노력을 하다 보면 가짜, 착각, 왜곡이 보이면서 의문도 풀려간다. 모르면 해결할 기회조차도 없지만, 알게 되면 해결할 기회를 지니게 된다. 착각과 가짜와 오해와 왜곡을 지워가면서 마음의 문제들을 지워가는 것이다. 문제들이 지워질수록 마음은 저절로 안정된다. 가짜와 오해와 왜곡에서 비롯된 억울함과 분노가 조금씩 누그러 든다. 마음도 조금씩 안정된다. 깨달음을 얻으면 다른 세상이 펼쳐진다. 세상이 다르게 보이기 시작한다. 달라진 세상의 모습은 마음의 문제가 없어지거나 마음병이 치료된다.

가짜를 알아차리는 힘이 커지면, 문득 마음에 문제가 찾아오더라도, 단박에 거짓욕망(가짜욕망, 헛된 욕망, 핑계욕망)이 거짓욕망으로 보인다. 진짜 욕망이 아님을 알게 된다. 거짓 욕망에 속아서 발생한 헛된 좌절과 억압이라는 사실을 바로 알아차린다. 알아차리는 순간 좌절과 억압이 없어지고, 상처와 갈등이 없어진다. 상처와 갈등이 없어지므로 마음이 안정될 것이다. 거짓 욕망에 속지 않으면 범죄욕망을 꿈꿀 필요도 없다.

불면증에 적용해보자. 잠을 자지 못한다면 잠을 방해하는 마음의 문제가 있는지를 살펴보자. '왜 못 잘까?'라는 의문을 들고, 원인이 될 만한 부분을 하나씩 살펴나간다. 예를 들어, '억울함 때문에 못 잔다'는 생각이 들었다면, 그 억울함이 왜 생겼는지를 다시 살핀다. 왜 생겼는지를 알았다면, 다시 '그 왜는 왜 생겼을까?'를 살핀다. 알았다면 다시 '그 왜의 왜는 왜 생겼을까?'를 살핀다. 계속 꼬리를 물고 생각하다가, 그 문제의 해결점을 찾는 지점이 있다. 그 해결점을 찾았다면 단호하게 실행한다. 답을 찾았지만 해결하지 못할 수도 있다. 진정 답을 찾았다면 해결하지 못하는 상황을 이해하고 받아들일 수 있다. 하지만 그렇게 답을 찾아가는 도중에도, 마음의 문제는 많이 해결되고, 불면증은 많이 줄어들게 된다. 참선을 한다는 것 자체가 이미 성찰의 관점으로 바뀐 것이기 때문이다. 문제가 더 이상 진행되지 않는다.

만약 해결점을 찾지 못한다면, 처음부터 질문이 잘 못 되었을 수도 있다. 질문을 수정한다. 또한 어쩔 수 없는 상황일 수도 있다. 답이 없을 수도 있고, 아직 답을 찾을 능력이 부족할 수도 있다. 어쩔 수 없는 것이라면 받아들일 수 있는지를 살핀다. 받아들일 수 있다면, 받아들인다. 만약 받아들일 수 없다면, 일단 그것을 받아들일 수 있도록 해주는 변명거리를 살핀다. 차선의 해결점을 찾는 것이다. 시간이 지나서 다시 도전한다.

또한 한의학적으로 불면증은 심장이 흥분할 때 발생한다. 참선을 오래 하면 점점 마음이 안정되고 심장의 흥분이 가라앉는다. 따라서 참선은 다른 말로 표현해서 '심장의 흥분을 가라앉히는 공부'라 할 수 있다. 다른 말로는 정신과 몸의 흥분을 안정시키는 공부라고 표현할 수 있다. 참선을 많이 할수록 흥분이 가라앉고 불면증을 이겨낼 힘이 많이 생기는 것이다. 또한 명상과 기도와 예배에도 심장의 흥분을 가라앉히는 효과가 있다.

삶에 적용해보자. 사람이 가짜에 속는 기본은 나에 속는 것이다. 나와 세상일은 생각해보면 모두 일시적이다. 일시적인 것을 일시적이 아니라고 생각하며 사는 것이 문제다. 진짜를 찾다 보면 그 과정에서 나와 세상의 헛됨이 보인다. 하지만 모두가 헛된 것이 되었을 때, 다시 진짜가 살아난다. 진짜는 순간에서 살아난다. 살아난 진짜는 바로 가짜가 된다. 가짜가 되는 순간 바로 다시 다른 진짜가 피어난다. 계속 진짜를 보면, 순간순간으로 피어나는 진짜로 살 수 있게 된다.

사람으로 태어났으면 사람법을 따를 수밖에 없다. 진짜의 사람으로 사는 것이다. 진짜를 살리고 가장 효율적인 진짜 삶을 사는 것이다. 가짜에 속아 에너지를 낭비하지 않고 최대한 효율적으로 사는 것이다.

예를 들어 사람의 관계를 생각해보자. 모든 사람의 관계가 헛되다. 얼마의 시간이 지나면 다 없어질 인연이기 때문이다. 헛됨에 푹 빠져보자. 가짜를 모두 지우면 진짜가 살아난다. 모든 인연이 헛된 가운데,

갑자기 지금 같이 있는 사람이 그나마 제일 소중하다는 마음이 올라온다. 헛된 중에 소중함이 올라오는 것이다. 진짜의 인연이 살아나는 것이다. 지금 이 순간, 같이 있는 사람이 소중해지는 것이다. 가족. 친구. 동료. 그때부터 같이 있는 사람을 잊고, 없는 사람을 생각하는 낭비의 시간은 줄어들거나 사라진다. 가장 참되고 효율적인 진짜의 관계를 맺는 것이다.

필자의 주된 마음공부 방법이다. 필자의 방법을 '깨어 역할 즐기기'라 이름하고 정리하고 있다. 책으로 낼 예정이다. 그때에는 다시 말할 것이다. 착각의 아름다움! 가짜의 아름다움! 속음의 아름다움! 거짓과 왜곡과 핑계의 아름다움! 알고 당해주는 여유의 아름다움! 속아야 할 때 속아주고, 속지 않아야 할 때 속지 않고, 때와 장소에 딱 맞음이라. 다시 제자리! 다 알고 보면 이미 모두가 진짜다. 하지만 필자는 아직도 공부 중이다. 모르는 것을 아는 것이 최고의 앎이라고 한다. 선비의 최고의 덕목은 평생 학생으로 사는 것이다. 다만 모를 뿐! 방하착!

3. 기도 하기

불면증이 지속될 때, 믿음이 있다면 신이나 절대자에게 자신의 소원을 빈다. 간절하게 빈다. 빌었으면 믿고 기다린다. 나의 모든 것을 신에게 의지하는 것이다. 의지할수록 힘이 나고 긍정적인 마음이 생긴다. 모든 소원을 들어주실 것이기 때문이다. 다만 시간만이 문제일 뿐.

소원을 간절하게 빌면 그것만으로도 소원성취의 충족감이 생겨난다. 절대자와 대화하는 자세로 비는 것도 좋다. 억울함을 호소하거나 해결책을 상의하는 등의 기도를 한다. 기도가 간절할수록 이미 해결된 마음의 상태와 같아진다. 해결된 마음과 같아지면 마음병이 치료되고 불면증도 치료된다. 기도의 핵심은 긍정적인 마인드를 기르는 데 있다. 내 모든 것을 들어주고 헤아리고 들어주실 신이나 절대자가 계시기 때문이다.

4. 예배 하기

불면증이 지속될 때, 믿음이 있다면 신이나 절대자에게 감사의 예배를 드린다. 믿음이 있는 사람이 신이나 절대자에게 자신의 모든 것을 바치는 것이다. 나의 모든 것을 신의 뜻에 맡기는 것이다. 나의 이기심이 없어진다. 세상의 문제에서 벗어나는 가장 빠른 길이다. 자신을 철저히 바칠수록 이기적인 마음이 없어지므로 결국에는 포용의 마음이 자라난다. 이기심이 줄어들수록 공존의 힘이 자라난다. 모든 것을 다 바칠수록 상처와 갈등이 저절로 사라진다.

또한 기쁜 마음으로 예배할수록 신과의 일치되는 느낌이 커진다. 커질수록 든든해지고 행복감이 늘어나고 마음병이 치료되고 불면증도 치료된다. 자신과 항상 함께하시는 든든한 신이 계시기 때문이다.

예배의 핵심은 모든 이기심을 버리는 것과 든든함에 있다. 이기심이 모두 녹아내렸다면, 무엇이 문제가 되겠는가! 걱정도 두려움도 없다.

든든한 신이나 절대자와 이미 하나가 되었기 때문이다.

▎잠 못 들게 하는 마음병

잠 못 드는 마음과 마음병은 아주 다양하고 복잡하다. 치료법도 아주 다양하고 처방도 다양하게 이루어진다. 다양하고 복잡한 만큼 정확하게 설명하기 어렵다. 이해를 돕기 위하여 통합하여 설명한다. 자주 겪게 되는 마음병은 대략 세 가지로 구분해볼 수 있다. 억울하고 분한 마음이 없어지지 않고 한 번씩 분노가 올라오는 '분한 마음병'과, 자신을 탓하며 의욕저하에 빠지는 '우울한 마음병', 무언지 모를 짜증 답답함 불안 긴장에 싸여 있는 '불편한 마음병'이다.

세 가지 마음병을 치료하는 것이 불면증을 치료하는 것이기도 하지만 불면증을 치료하는 것 자체가 세 가지 마음병을 치료해주는 효과가 있다.

02
잘 자게 해주는 마음병 치료약

잠 못 들게 하는 마음과 마음병이 아주 다양한 만큼 그 치료약도 아주 다양하다. 다 설명하기 어렵다. 이해를 돕기 위하여 간단하게 세 가지 마음병과 '청감의감'에 나오는 처방들을 이용하여 설명한다.

▍분한 마음병 치료약

분한 마음병은 흥분된 마음이고 다른 사람을 탓하는 마음이다. 탓하는 마음, 억울한 마음, 상처받은 마음, 흥분된 마음을 포함한다. 주로 온담탕과 소요산을 이용하여 치료한다.

청심온담탕

치료약이므로 증상이 개선되면 복용을 바로 중단해야 한다.

향부자, 진피, 반하, 백복령, 백출, 지실, 죽여, 황금, 감초, 생강, 대추로 구성된다. 슬프거나 분하거나 놀라거나 두려움이 오래되어, 신경성 독소가 생기고 가슴에 열이 뭉쳐, 두근거리고 무섭고 속이 메슥거리면서 토하고 싶고, 마음이 불편한 것을 치료한다.

청간소요산

치료약이므로 증상이 개선되면 복용을 바로 중단해야 한다. 향부자, 백작약, 백출, 청피, 시호, 맥문동, 당귀, 백복령, 치자, 박하, 감초, 생강으로 구성된다. 분하고 억울한 속앓이로, 추웠다가 더웠다 하고 가슴과 옆구리가 답답하고 두근거리고 무섭고 잠을 못 자는 것을 치료한다.

▌우울한 마음병 치료약

우울한 마음병은 침체된 마음이고 자신을 탓하는 마음이다. 슬픈 마음, 외로운 마음, 두려운 마음, 불안한 마음을 포함한다. 주로 귀비탕과 자음건비탕으로 치료한다.

가감귀비탕

보약이므로 오래 복용해도 된다. 원육, 산조인초, 당귀, 백복신, 백출, 백작약, 진피, 원지, 감초, 생강, 대추로 구성된다. 몸과 마음이 너무 피로하거나 갑작스러운 곤경으로 정신이 혼란하여, 잠을 못 자고 두근거리고 불안하며 기운이 없고 밥을 못 먹는 것을 치료한다.

자음건비탕

보약이므로 오래 복용해도 된다. 백출, 인삼, 진피, 반하, 백복령, 생건지황, 백작약, 당귀, 맥문동, 천궁, 원지, 감초, 생강, 대추로 구성된다. 정신력이 약해지거나 오랫동안 깊은 생각에 빠져 가슴이 답답하고 두근거리고 어지럽고 정신이 없는 것을 치료한다.

▌불편한 마음병 치료약

불편한 마음병은 갈등하는 마음, 긴장된 마음, 분주한 마음을 포함한다. 주로 육울탕으로 치료한다.

궁치화담전(육울탕을 강화한 처방)

치료약이므로 증상이 개선되면 복용을 바로 중단해야 한다. 향부자, 진피, 창출, 반하, 적복령, 천궁, 연교, 신곡, 지각, 치자, 목향, 생강으로 구성된다. 스트레스로 인한 긴장과 갑작스러운 곤경으로, 불안 초조하고 오목가슴이 저리면서 답답하고 밥을 먹지 않고 가슴과 목에 무엇이 걸리거나 막혀 있는 느낌을 치료한다.

03
잘 자니 마음병도 없어지네

　마음병 환자들 대부분이 불면증을 앓고 있다. 불면증만 개선되어도 마음병의 치료효과가 높아지므로, 모든 마음병의 치료에 수면치료를 이용할 수 있다.

　현실적으로 한의원에서는 주로 신경증과 심신증을 치료한다. 인격에 문제가 있는 조현병(정신분열증)은 치료에 어려움이 많다. 한의원은 병원이 아니고 의원이기 때문이다. 조현병(정신분열증)은 응급치료와 보호를 받아야 할 때가 있다. 따라서 응급치료시설과 보호시설이 있는 병원에서 치료받는 것이 좋다.

▌화병

　화병은 우리나라 전체 인구의 유병률이 4.2%로 조사되었고 우리 문화와 관련이 있는 증후군으로, 우리 주변에서 비교적 어렵지 않게 볼 수 있는 질환이다. 주로 여성에게 많이 발생한다. 여성은 스트레스를 잘 풀지 못하는 생리적, 사회 구조적 취약점을 지니고 있기 때문이다.

　한의학에서는 화병에 대해 다음과 같이 정의한다. 심장 즉 마음에서 비롯되며, 환자 자신이 병이 발생하게 된 원인을 잘 알고 있으며, 분노와 같은 감정과 연관이 되고, 이러한 감정을 풀지 못하는 시기(쌓아

두는 시기)가 있으므로, 단기적인 스트레스 반응이 아니고, 한의학적인 병증인 '화'의 양상으로 폭발하는 증상을 지니는 병이다. 증상의 진행 과정은 충격기-갈등기-체념기-증상기의 양상을 띤다.

화의 증상으로는 허무함과 우울증 또는 불안감과 두려움과 분노의 감정과 전신의 열감, 소화장애, 진땀, 치밀어 오름, 사지저림, 두통, 어지러움, 건조하고 가려운 눈, 입 마름, 가슴의 답답함과 숨 막힘, 두근거림, 한숨, 목에 걸린 느낌 등의 증상이 나타난다.

복잡한 감정들이 얽혀 있는 화병은 마음의 정리가 아주 복잡하고 어렵다. 치료기간을 길게 잡아야 한다.

치험예

형제에게 배신당해서 온 화병

성명 ○○○

성별 여

나이 68세

생일체질 건조체질(표준)

체형 피부가 검으면서 마르지도 않고 찌지도 않은 보통의 체형이다.

주요증상 화병, 3개월 전에 형제에게 배신을 당함. 처음엔 심장이 아프더니 가슴이 뭉쳐있는 느낌. 배신당한 생각을 하면 속이 뜨거워지면서 덥다. 열이 오르고 짜증이 많이 난다.

기타증상 두근거림, 손발이 참, 배가 차고 추위를 많이 탄다. 혈압약 복용 중. 맥이 가라앉으면서 팽팽하다. 오목 가슴을 누르면 아프다. 배꼽부위와 배꼽 위쪽에 복부동맥의 맥박이 느껴진다.

생명징후 대변 2일에 1회, 시원하지 않고 냄새가 많이 난다. 잠을 2~4시간 자고 깊이 잠들지 못함.

병의 원인 상실로 인한 마음의 상처

진단 혈허+담음

설명 맥이 허약하지는 않지만, 생명활동물질이 부족한 건조체질이고 수면장애와 변비 같은 분비물 부족현상이 나타난다. 마음의 상처가 오래 계속되어 생명활동물질의 부족증을 만들었다. 정신적 피로로 인한 흥분으로 불면증이 나타났다. 수면을 호전시켜 정신흥분을 안정시켜야 한다.

치료 생명활동물질을 보충하기 위해 사물탕을 기본처방으로 삼고, 수면과 관계되는 산조인 향부자를 추가한다. 맥이 팽팽한 편이므로 해독기능을 높여주면 좋다. 생일해독환을 함께 처방한다.

▎심하지 않은 우울증

우울증 환자가 한의원 치료를 선택할 때 주의할 점이 있다. 자살 충동이나 자살 욕망, 자살시도가 있는 경우에는 양방의 치료를 병행해야 한다. 급작기 혹은 충동기의 돌발행동에 대한 적극적인 예방과 간섭이 필요하기 때문이다.

우울증은 전 세계적으로 2~5%의 높은 평생 유병률을 보이며, 국내의 경우도 시점 유병률이 200만 명으로 추정된다. WHO 보고서에 보면, 2020년에는 우울증이 허혈성 심질환에 이어 전 세계 유병률 2위의 질환이 되고, 선진국에서는 선두질환이 될 것으로 예측되고 있다.

우울증은 주로 심리적 스트레스에서 비롯된다. 극도의 슬픔이 원인일 것 같지만, 예상과 달리 분노를 충분히 발산하지 못하는 것에서 우울증이 시작된다. 다시 말해서 분노가 원인이다. 분노가 억압되면 우울증이 발생한다. 격한 감정과 분노를 억제하는데 많은 에너지를 소비하면, 늘 지치고 무기력할 수밖에 없다. 따라서 정신의 생리적인 활동의 저하가 일정 기간에 걸쳐 나타나는 것이 주된 양상이다. 이런 상태에서의 지배적인 기분은 우울한 것이고, 또한 환자분의 광범위한 영역에 걸쳐 관심과 즐거움을 상실하게 된다.

한편, 특정 문제들을 풀기 위한 뇌의 자연적인 적응현상으로 보기도 한다. 복잡하거나 중요한 문제들에 직면하면, 자신도 모르게 그 문제를 분석하는 데만 정신이 집중될 수 있다. 일상생활에는 마음을 돌릴 여유가 없는 것이다. 따라서 일상생활에서 장애가 발생하고 이런 것들이 우울증세로 표출된다.

우울증에 수반해서 나타나는 증상들로는 수면장애, 특히 일찍 깨는 것, 식욕의 상실, 주의력 집중 장애와 우유부단 같은 기억력 장애, 사고의 민첩성이 떨어지고, 체력의 저하, 자존감을 잃어버리고, 죄책감,

또는 자살 충동이나 죽음에 대한 집착 등이 있다.

우울증과 정확히 상응하는 한의학적 질병은 없으나, 한의학에서의 울증의 개념과 유사함을 볼 수 있다. 정신적인 요인 중에서도 특히 자기의 뜻을 펴지 못할 때 많이 발생한다. 증상으로는 기분이 항상 우울하고 사람을 싫어하고, 가슴과 옆구리가 저리고 답답하거나 혹은 아프고 혹은 부종과 비만을 겸하기도 한다. 또 식욕이 부진하거나 음식이 잘 내려가지 않거나 혹은 신물이 넘어오거나, 속이 쓰리고 팔다리가 무겁고 힘이 없으며, 소변이 붉으면서 시원하지 않고 변비가 나타난다.

우울증은 특히 여성에게 많이 나타난다. 유전적인 영향과 호르몬의 영향도 받지만, 감정적인 영향을 많이 받기 때문이다. 여자분들은 개인적인 인간관계가 넓고, 주변 사람들의 삶에 잘 공감한다. 주변 사람들이 받는 상처를 마치 자신의 상처처럼 느끼는 경향이 있다. 따라서 잠재적인 분노가 많이 쌓일 수 있다.

우울증이 심해지면 조증이 함께 나타난다. 조증은 울증이 더 심해지는 것을 막기 위한 장치다. 다시 말해서 우울증이 심해지는 것을 막기 위해서 조증을 만들어내는 것이다. 결국, 조증과 울증이 함께 공존한다. 조울증이 되면 감정의 기복이 더욱 커진다. 따라서 울증으로 빠져들 때, 아주 깊은 우울감을 느낄 수 있고 자살 충동도 나타난다. 만약 자살 충동을 느낀다면 병원의 치료가 필요하고, 심한 경우 입원치료가 필요할 수 있다.

우울증을 치료하기 위해서는 가장 먼저 억눌려 있는 분노를 해결해야 한다. 그와 함께 분노와 관련 있는 인간관계도 해결할 필요가 있다. 우선 억눌려 있는 모든 분노를 기억해 내고 인정해야 한다. 그 당시의 상황을 곰곰이 되새기면서, 때론 화내고 때론 억울함에 취해 울면서 분노를 풀어내야 한다. 또 상처받은 감정도 해소해야 한다.

그리고 우울감에 능동적으로 대처할 힘을 만들어야 한다. 즐거움을 느낄 수 있는 일을 만드는 것이다. 그 일이 우울증에서 벗어날 수 있는 탈출구가 되어 준다. 따라서 자신이 진정 좋아하는 일을 찾아야 한다. 좋아하는 일을 하면서 즐거운 감정을 길러주어야 한다. 또 좋아하는 사람과 함께 시간을 보내거나, 마음이 통하는 사람과 많은 이야기를 나누는 것도 도움이 된다. 따라서 우울함이 찾아올 때, 우울함을 핑계 삼아 자신만의 시간을 즐기도록 노력해보자. 혼자라서 외롭다는 생각을 하지 말고, 혼자라서 나 자신을 더욱 성숙시키는 여유를 가질 수 있다고 생각해 보자. 혼자라서 가능해지는 모든 일을 실행하는 기회로 삼아보자. 실행하다 보면 홀로 있는 외로움이 오히려 홀로 있는 여유로 바뀔 수도 있다. 더 나아가 적극적으로 마음을 바꾸어 우울증을 즐긴다고 생각하고 실천해보자. 다음의 글은 시를 쓰는 친구가 가볍게 적어 본 글이란다. 도움이 될 것 같아 적어본다.

우울증 즐기기

'우울증은 불현듯 찾아온다. 나도 지금 3일째 우울하다. 나는 본래 우울한 성격이다. 혼자 있기를 좋아하고, 낯선 사람들과 어울리거나 낯선 사람들 앞에 서기를 힘들어한다. 괜히 즐겁다가 괜히 우울해진다. 지난 일요일부터 우울감이 찾아왔고 현재 진행형이다.

이번에 찾아온 우울증을 바라보면서 즐기고 있다. 전시회에 다녀오고, 쓴 커피를 마시고, TV를 보고, 혼자 멍하니 앉아 있고, 막걸리를 마시고 친한 후배와 우울한 수다를 떨고, 전화받기를 싫어하고, 두 달 이상 끊은 담배를 피워 보고(친구가 얼마나 살 거라고, 하고 싶은 것을 참느냐고 나에게 질렀기에…), '훌쩍 여행을 떠날까?' 하는 상념에 젖어들기도 한다. 결혼하기 전에는 우울증이 찾아오면 핑곗김에 훌쩍 여행을 떠나기도 했다.

사람에게 제일 불편한 것이, 무언가 불편한 심기가 생겼는데, 누구도 잘못한 것이 없고 어디에도 화풀이하거나 탓을 할 수도 없을 때의 묘한 기분이다. 화풀이하거나 탓을 하면서 불편함을 풀기라도 했으면 좋겠는데, 마땅히 원망할 곳도 없는 것이다. 불편한 마음에 휩싸였는데 어디에도 원인이 없고 탓할 곳도 없다면, 해결의 쉬운 방법이 없는 것이다. 불만의 탈출구를 찾기 어렵기 때문이다. 누군가의 잘못도 없고 이유 없이 찾아오는 불편감. 하지만 조금만 살펴보면 원인은 나에게 있다. 무언가의 기대감이 그 불편감을 불러오는 까닭이다.

보통 나 혼자만의 기대감은 나만의 문제이기 때문에 이해가 쉽다.

하지만 누군가를 향한 기대감은 나 혼자만의 문제가 아니므로 어려워진다. 누군가에 대한 막연한 기대감은 성취의 만족이나 좌절의 불만을 불러온다. 만족이 찾아온다면 행복하겠지만, 불만이 찾아온다면 우울해질 것이다. 이 우울감은 해결책이 없다. 그 누군가는 아무것도 모를 것이고, 그에게는 아무런 잘못도 없고 그를 탓할 아무런 근거가 없는 것이다. 나는 분명히 불편한 감정에 휩싸였는데, 잘못한 사람도 탓할 사람도 없는 묘한 상황에 빠지게 된다. 그리고 빠른 해결점을 찾지 못하게 되어 불편함이 오래가게 된다. 그래서 우울증은 해결이 어렵다.

우울해지고 나서 내 안의 우울증을 곰곰이 바라보았다. 이번의 우울증도 나의 막연한 기대감이 좌절의 불편함을 만나게 된 뒤에 왔음을 알게 되었다. 역시나 해결책은 없다. 나의 막연한 기대감이 원인이었고, 불편한 감정만 남았다. 결국엔 불편한 감정만 있는 것이다. 한순간 마음이 바뀌어 즐거워졌으면 좋겠는데 그렇게 되지 않는다. 괜한 짜증만 온몸에 퍼져 있기 때문이다. 내 마음속의 장난이고 마음 다스리기가 어려운 까닭이다. 이럴 때 난 그냥 우울함을 즐긴다. 우울해지면 감성적으로 바뀌고 섬세해진다. 우울해지면 평소에 하고 싶었던 것 중 섬세한 감성이 필요한 일들을 하나씩 해 나간다. 위에 쓴 일들이 이번에 내가 한 일들이다. 오늘 퇴근 후에는 명동 쪽으로 나가 보려고 한다. 그냥 그동안 못 보던 고향 친구가 생각났고 저녁이나 같이 먹을까 하는 생각이 올라왔다.

우울증은 아무래도 정서의 편벽성이다. 정서가 편벽되면 입맛도 편벽되고 수면도 편벽되고 생활도 편벽된다. 정신이 온전하지 못하면 아무래도 몸도 온전하지 못할 것이다. 그래서 마음이 병들면 몸이 병든다는 것이다. 우울해지면 생활이 우울해진다. 또 입맛이 우울해진다. 컴퓨터나 TV에서 자극적인 것을 찾거나 음료나 음식에서도 자극적인 것을 찾고, 잠을 거부한다. 우울증이 길어 지면 당연히 몸에 문제가 나타날 것이다. 하지만 우울증을 즐기면 그동안 하지 못하던 많은 일을 하게 되고, 그러한 일들을 하나씩 해 나가다 보면 어느새 마음엔 다시 만족감이 찾아온다.

자극적인 것을 찾아다니거나 그것에 빠지는 사람들, 도박, 마약, 술이나 담배를 즐기는 사람들, 커피숍에서 책을 보거나 컴퓨터를 하는 사람들, 친구들과 수다 떠는 사람들, 조용한 여행객들, 맛집을 도는 사람들, 홀로 섬세한 작업에 빠져드는 사람들, 전시나 공연이나 영화를 홀로 즐기는 사람들. 이런 분들의 마음속에는 알 거나 모르거나 우울감이 깃들어 있을 것 같다.

가만히 보니 만병의 근원에 우울감이 있는 것 같다. 문제가 있을 때, 문제가 있다는 사실을 인지하는 순간부터 반 이상 치료된 것이다. 우울감이 찾아왔을 때, 내가 우울하다고 인지하고 그 우울함을 객관적인 시선으로 바라보게 되면, 반 이상 우울증에서 벗어났다고 볼 수 있다. 또 그 우울감이 막연한 기대감에서 발생하는 좌절과 불만에서 기인함을 인지하게 되면, 그 순간에 또 반 이상 벗어나게 된다. 내가 우울하다고 느끼고 그 원인이 막연한 기대감에서 시작되었다는 사실을 인지하게 되면, 여유가 생기고 우울함을 대체할 수 있는 만족들을 찾아낸다. 작고 사소한 만족을 하나씩 만들다 보면 어느새 우울함은 자취를 감춘다.'

우울증은 불면증의 원인으로 작용하면서도 불면증이 좋아지면 함께 좋아지는 마음병이다. 우울증에 대한 한약 치료를 살펴보자. 활력을 주는 보약치료가 우선이다. 우울증은 침체 된 마음과 몸에 활력을 주는 것이 우선이기 때문이다. 체력을 보충하고 수면을 유도하고, 혈액순환을 촉진하고 활력을 높이는 한약을 처방하여 치료한다.

단방약에서는 오수유, 인삼, 향부자, 수삼, 녹용, 구기자, 지골피, 시호, 연자육 등이 항우울 효과가 있다. 처방약에서는 귀비탕, 귀비온담탕, 분심기음, 보혈안신탕, 천황보심단 등이 항우울 효과가 있다. 또 필자의 박사학위논문을 위한 실험에서 공진단의 항우울 효과를 확인하였다.

치험예

에너지 부족으로 인한 조울증

성명 ○○○

성별 여

나이 40세

생일체질 무력체질(열성)

체형 표준체형에 하얀 피부

주요증상 조울증

기타증상 맥이 약하다. 상열감이 있다. 심장이 자주 두근거린다. 잘 놀란다. 입이 마른다. 남편에게 욕을 하고 때리기도 한다.

생명징후 3~4시간 자고 꿈이 많고(꿈을 자주 꾸고), 한번 깨면 한참을 뒤척이다 어렵게 다시 잠이 든다. 소화불량

병인 마음의 상처

진단 기운이 없고, 울화가 있다.

설명 과거의 상처가 마음에 병을 일으켰고, 에너지가 부족하고 예민한 성격으로 인해 마음의 병을 더욱 키웠다. 에너지를 보충하면서 잠을 잘 자게 하여 조울증을 치료한다. 에너지가 보충되면 스트레스를 잘 견디게 되고, 수면이 좋아지면 마음의 병이 조금씩 치료된다.

환자분에게 가능한, 졸릴 때는 바로 잠을 자는 것을 우선으로 삼으라 권하였고, 즐거운 일이 무엇인가를 곰곰이 생각해보고 실행할 수 있으면 바로 실행해보라고 권하였다. 남편분에게는 힘들겠지만, 부인이 힘들게 하더라도 잘 받아주고 부인이 무언가 하고 싶은 것이 있다고 하면, 그것을 할 수 있도록 최대한 배려해주라고 설명하였다. 치료의 전체적인 흐름은 수면으로 스트레스를 풀고, 하고 싶은 일을 찾고 실천함으로써 자신의 정상적인 마음활동을 회복하는 것이라고 설명하

였다. 신경증 질환은 먼저 질병의 흐름에 대해 환자분이 이해하는 것이 중요하다. 신경증은 환자분이 치료과정을 전체적으로 이해하고 공감한다면 그것만으로 많은 부분이 치료된다.

치료 에너지를 보충하면서 잠을 잘 자게 하는 귀비탕을 기본처방으로 설정하고, 스트레스로 인한 흥분과 긴장을 해소하기 위해 시호 치자를 보충한다.

경과 중간에 화를 더 많이 낸다고 하기에, 감정 표현을 겉으로 하는 것은 좋은 것이며 좋아지는 과정에서 나타나는 현상임을 설명하였다. 이 경우에는 스트레스의 원인이 남편분이 아닌 다른 것에서 기인한 것이지만, 남편분이 가정적인 성격이고 부인을 사랑하였으므로 치료에 서로 협조적이었고 따라서 치료경과가 좋았다.

▌자율신경실조증

인체의 신경계는 중추신경계와 자율신경계로 나뉘며, 중추신경계는 자신의 의지를 반영하고, 자율신경계는 자신의 의지를 반영하지 못한다. 글자 그대로 자기 스스로 활동하는 신경계다.

자율신경계는 생명유지에 필요한 호흡, 순환, 흡수, 분비 등에 대한 정보를 관찰하고, 내분비계와 함께 신체 내부 환경의 항상성을 유지해준다.

자율신경계는 교감신경과 부교감신경으로 구성되며, 교감신경은 흥분, 긴장, 응급상황 시 작동하며 대처방안을 결정한다. 교감신경이 작동하면 혈중 포도당 농도가 높아지며 심장박동증가, 심장 및 골격근 혈관 확장, 혈압증가, 호흡증가, 땀 증가, 산동, 지방분해 증가가 일어 난다. 반면 소화기계 기능은 감퇴하고, 내장동맥과 피부점막이 수축 한다.

부교감신경은 스트레스 없이 편안한 상황에서 활동하는 신경으로서 휴식, 이완과 관련이 있으며, 신체의 에너지 이용을 최소화하여 에너 지를 보존하는 기능을 수행한다. 인슐린에 의해 혈당이 저장되어 혈중 에서 감소하고, 아세틸콜린에 의해 심장박동 및 호흡의 감소, 혈압하 강 등이 나타난다. 반면 소화기계 기능은 촉진되고 내장동맥은 확장 된다.

자율신경실조증은 단지 자율신경계의 부조화로 나타나는 증상이다. 일반적으로는 정신이나 육체의 피로가 쌓여서 발생하는 경우가 많다. 증상은 화병과 비슷하게 나타난다. 다만 화병은 화를 유발하는 외부 적 원인이 정확하게 작용하고, 자율신경실조증은 정확한 원인이 없다. 다시 말해서 외부적 원인이나 장부의 기능부전이나 조직의 손상 없이, 단지 자율신경계의 부조화로 나타나는 증상이다. 자율신경계의 조화 가 깨지는 경향을 살펴보면, 남자는 70%가 교감신경으로 기울고 30% 만이 부교감신경으로 기운다. 여자는 37%만이 교감신경으로 기울고 63%는 부교감신경으로 기운다.

자율신경실조증의 대부분은 교감신경계의 활동이 증가한 것으로 나 타난다. 따라서 발한과도, 심계항진, 빈맥, 과호흡, 수족궐냉, 현훈, 두통, 빈뇨, 설사, 인후부 이물감 등이 나타난다. 자율신경계에 장애가 나타나면 정신질환과 관련된 정신신체증상이 동반할 수 있다.

한의학에서는 소화기계의 운동을 촉진하고, 수면을 도와주고 심장의 흥분을 가라앉히는 한약을 처방하여 치료한다.

치험예

스트레스 과로 음주 과다로 인한 자율신경실조증

성명 ○○○

성별 남

나이 52세

생일체질 열체질(표준)

체형 피부가 하양고 살이 찐 체형

주요증상 자율신경실조증

기타증상 맥이 약하다. 심장이 두근거린다. 경계고혈압. 당뇨 초기. 상열감이 있고 더위를 탄다.

생명징후 소변을 자주 보고 색깔이 노랗다. 냄새가 많이 난다. 머리에 땀이 난다. 입이 마르고 갈증이 약간 있다. 불면증, 잠을 2~3시간 자고 깊이 잠들지 못한다.

병인 마음의 문제로 인한 질병

진단 체액이 부족하면서 허열이 쌓였다.

설명 맥이 허약하다. 열체질이다. 정신적 피로로 인한 흥분증과 열증

이 동반되었다. 체액과 대사안정물질을 보충하여 정신흥분을 안정시
키고 열을 내려주어 수면을 개선한다.

치료 수면개선을 위해 귀비탕을 기본처방으로 삼고, 열을 내려주기 위
해 시호 치자를 추가하고 체액을 보충하기 위해 생지황 천화분을 추
가하여 처방한다.

▌신경성 두통

전체 두통 중 약 70%는 두피나 목의 근육 긴장으로 인해 발생한다.
신경이 예민해지거나 스트레스를 받으면 근육이 긴장한다. 긴장하면
두피와 목 근육을 흐르는 혈관이 수축하고, 혈관이 수축하면 혈액순
환장애가 발생한다. 두피가 순환장애를 민감하게 느낀다. 신경성 문제
로 두통이 잘 발생하게 되는 것이다. 신경성 두통은 스트레스를 받으
면 증상이 더욱 심해진다는 특성이 있다.

신경성 두통이 있을 때는 가만히 누워있는 것이 도움된다. 목을 바
로 세우는 것만으로도 목 근육은 힘을 써야 한다. 다시 말해서 힘을
주어야 하고, 힘을 주려면 긴장해야 한다. 따라서 목의 근육을 최대한
이완시킬 수 있도록 힘을 최대한 빼고, 가만히 누워있는 것이 도움을
줄 수 있다. 스트레스를 풀어주고 근육의 긴장을 완화하며, 수면에 도
움을 주고 혈액순환을 촉진하는 한약을 처방하여 치료한다.

또 스트레스를 받거나 신경이 예민해지면 위장의 운동력이 저하되어

소화장애를 일으키고, 그 영향으로 이마를 중심으로 두통이 나타날 수 있다.

만약 두통이 심하고 24시간 이상 계속되거나 시각장애나 구토가 동반되는 경우는 위험한 상황일 가능성이 있고, 갑자기 처음 겪는 듯한 심한 두통이나 과거와는 다른 두통이라고 판단될 경우는, 다른 질환에 의한 경우가 많으므로 꼭 정밀검사를 받는 것이 좋다.

치험예

불면증과 소화장애를 동반한 신경성 두통

성명 ○○○

성별 여

나이 65세

생일체질 건조체질(표준)

체형 피부가 하얗고 살이 찐 체형

주요증상 신경성 두통. 뒷목이 뻣뻣하다.

기타증상 심장이 두근거린다. 손발과 아랫배가 차다. 혈압약을 복용 중이다. 맥이 팽팽하면서 세게 뛴다. 오목 가슴을 눌렀을 때 통증이 나타난다. 배꼽 위쪽에 복부동맥의 박동이 세게 느껴진다. 평소 이런저런 걱정이 많다.

생명징후 소화가 안 되고, 대변을 2일에 1회 보며 단단하며 시원하지 않다. 잠을 2.5~4.5시간 자는 불면증이 있다. 깊이 잠들지 못하고 중간에 자주 깨며 꿈을 많이 꾼다.

병인 평소 잡생각이 많고 걱정이 많다.

진단 생명활동물질이 부족하고 신경성 노폐물이 많다.

설명 맥이 팽팽하고 세게 뛰면서 대변이 단단하다. 독소의 자극으로 생명활동이 항진되어 있는 것으로 판단할 수 있다. 또 예민하고 생각이 많아 정신적 피로가 많다. 대변을 잘 나오게 해주어 노폐물 배출을 강화하고, 수면을 호전시키고, 목과 머리의 근육 긴장을 풀어주어야 한다.

치료 불면증을 개선하기 위해 사물탕을 기본처방으로 삼는다. 대변의 배출을 촉진하기 위해 지실, 빈랑을 추가한다. 담음을 제거하고 긴장을 풀어주기 위해 이진탕과 방풍을 추가한다. 노폐물 배출을 높이기 위해 생일해독환을 함께 처방한다.

▌신경성 위장장애

예민해진 신경이 위장운동을 방해하거나 소화액과 위액의 분비에 장애를 일으켜 위장병이 일어나기도 하고, 예민해진 신경이 혈당을 높이기 위해 간식과 폭식 야식 자극적인 음식물의 섭취를 유도하여 소화기를 혹사해 위장에 문제가 일어난다.

특히 신경성 위장장애의 특징은 소화에 문제가 있어도 식욕이 좋다는 것이다. 보통 위장에 문제가 있으면 식욕이 없어진다. 식욕이 없어지는 것이 위장장애의 중요한 증상이다. 하지만 신경성으로 위장장애가 오면 신경증으로 인하여 식욕은 좋다. 속은 불편한데 식욕은 좋은 것이다. 이때의 식욕은 정상적인 식욕과 구별하여 '식탐'이라고 한다. 식탐은 비만의 대표적인 원인이다.

스트레스를 풀어주고 수면을 유도해서 소화활동을 돕는 한약을 처방하여 치료한다.

치험예

자율신경실조증을 동반한 소화장애

성명 ○○○

성별 여

나이 58세

생일체질 무력체질(표준)

체형 피부가 하얗고 보통 체형

주요증상 소화장애 식욕은 있다.

기타증상 맥은 가늘면서 팽행하다. 배꼽주위와 위쪽에 복부동맥의 맥박이 세게 뛴다. 혓바닥 위에 치자 같은 모습이 나타난다. 얼굴로 열이 올라와 붉은색이 돈다. 심장이 잘 두근거린다. 오목 가슴을 누르면 아프다.

생명징후 대소변 정상. 불면증, 잠을 5시간 자고, 깊이 잠들지 못하고 중간에 한두 번 깬다.

병인 스트레스

진단 울화가 있고 신경성 독소가 많이 쌓여 있다.

설명 스트레스를 풀어주고 상열감을 제거하고 위장의 운동을 활성화해 준다.

치료 수면을 개선하기 위해 가미온담탕을 기본처방으로 삼는다. 상열감을 제거하기 위해 시호를 추가하고 소화를 돕기 위해 산사 신곡 맥아를 추가한다.

▌ADHD

'주의력결핍 과잉행동장애'란 주의산만, 과잉행동, 충동성을 주증상으로 보이는 정신질환이며, 대개 초기 아동기에 발병하여 만성적인 경과를 밟는 특징을 지닌다.

과잉행동은 '주의력결핍 과잉행동장애'의 핵심증상 중 하나로 안절부절못하는, 불필요한 움직임 등을 말한다. 대개 부모들은 '주의력결핍 과잉행동장애' 아동들이 모터가 달린 것처럼 움직이고, 지나치게 기어오른다고 호소한다. 이외에 '주의력결핍 과잉행동장애' 아동들은 학교에서 자리를 벗어나 돌아다니기도 하고, 팔다리를 가만히 두지 않고 흔들어 대기도 한다. 이런 과잉행동은 나이가 들면서 서서히 좋아지기는 하지만, 다른 핵심 증상은 남아 있는 경우가 많다.

'주의력결핍 과잉행동장애' 아동들은 주의력을 지속하는 데 어려움을 느끼고, 무시해야 하는 자극에 의해서도 주의가 산만해진다. 이런 아동을 두고 부모들은 '귀 기울여 듣지 않는다', '쉽게 산만해진다', '물건을 잘 잃어버린다', '집중하지 않는다', '일을 끝내지도 않고 딴 일을 벌인다'는 표현을 많이 한다. 학령전기 아동들의 경우 비교적 주의집중력이 덜 요구되기 때문에 주의산만을 인식하지 못하고, 단순히 과잉행동이나 요구가 많은 것으로 간과되기 쉽다.

'주의력결핍 과잉행동장애' 아동들은 지시를 끝까지 기다리지 않고 빠르게 반응한다. 그래서 결과적으로 잘 다치거나 물건을 잘 망가뜨리고, 게임에서 차례를 기다리는 도중에 문제를 일으키는 것을 볼 수 있다.

심장에 허열이 발생한 것으로 해석할 수 있다. 허열이 정신을 흥분 상태로 만든다. 수면장애와 함께 나타난다. 심장의 흥분을 가라앉히고 수면을 개선하면 치료된다.

치험예

주의력결핍 과잉행동장애

생일체질 열체질(무력)

주요증상 주의력결핍 과잉행동장애(ADHD)

기타증상 배가 자주 아프다. 잘 때 땀을 흘린다. 자주 피곤해 한다.

몸의 상태 맥이 약하다. 혀가 붉고 딸기 같은 형태를 하고 있다. 얼굴에 홍조가 있다. 가슴이 두근거린다.

생명징후 불면증, 늦게 자고 잠꼬대가 심하다. 소화가 안 되고 가끔 토하기도 한다. 가끔 설사한다.

진단 체액과 대사안정물질이 부족한 상태다. 에너지 부족 상태가 섞여 있다.

설명 피로가 심하고 소화가 안 되므로 에너지가 부족하다. 가슴이 두근거리고 홍조가 있고 맥이 약하므로 체액이 부족한 상태다.

치료 체액과 대사안정물질을 보충해주는 처방을 기본처방으로 삼는다. 에너지를 보충해주는 처방을 합한다. 잠을 잘 자게 해주는 산조인, 원육을 추가한다.

▎집중력 부족, 학습능력 저하

뇌 신경세포의 피로와 에너지와 영양의 부족과 불면증으로 인한 정신활동의 정리부족이 주요 원인이다.

수험생들을 비롯한 정신노동자들의 집중력 부족은 뇌신경세포들의 피로에서 기인한다. 뇌신경세포의 피로는 여러 가지 요인들에 의해 발생하고 심해진다.

기초대사물질의 부족이나 에너지 부족은 뇌로의 영양과 산소공급을 방해하고 집중력부족을 일으킨다. 여러 가지 원인으로 혈액의 질이 나빠져도 집중력부족이 일어난다. 신체의 피로가 어깨 주변 근육을 뭉치게 하면, 머리로의 혈액순환에 장애가 발생한다. 머리로의 혈액순환 장애가 집중력부족을 발생시키거나 증가시킨다.

심장의 흥분은 머리로의 혈액공급을 과다하게 하여 뇌압을 상승시키고, 뇌의 혈액순환을 방해할 수 있다. 따라서 집중력부족을 발생시키거나 증가시킨다. 심장의 흥분이 계속되면 어느 순간 심장 근육이 약화 되어, 뇌로의 순환부족을 일으킨다. 이때에도 집중력부족이 나타날 수 있다.

집중력부족은 뇌신경세포의 기능이 저하된 것이므로, 무엇보다 뇌신경세포의 휴식이 필요하다. 깊은 수면을 통해 쌓여있는 정보들을 정리하고 뇌신경세포의 재생을 촉진하여, 기능을 완전히 회복하는 것이 중요하다. 따라서 집중력부족을 치료하기 위한 첫걸음은 양질의 수면을 취하는 것이다. 만약 집중력부족으로 어려움을 겪는 수험생이나 정신노동자분들이 있다면, 불면증의 여부를 확인해야 한다. 대부분 수면장애를 겪고 있다. 수면장애가 있다면 수면장애부터 치료해야 한다.

수면시간이 부족해서 집중력이 떨어질 때, 수면시간을 늘릴 수 없는 환경이라면 보약을 이용하여 집중력을 보충하는 것을 고려할 수 있다. 뇌세포에게 충분한 영양과 에너지를 공급하고 노폐물을 제거해주는 보약이 집중력을 높여줄 수 있기 때문이다.

치험예

생일체질 열체질(표준)

주요증상 집중력 부족, 잡생각이 많으면서 공부가 안된다.

기타증상 목 주변이 아프다. 머리가 띵하다. 귀에서 소리가 난다.

몸의 상태 맥이 가늘고 약하고 빠른 편이다. 입이 마르고 갈증이 약간

있다. 입 냄새가 자주 난다. 입맛이 없고 군것질을 자주 한다.

생명징후 불면증, 자주 깨고 꿈을 많이 꾼다. 변비가 약간 있고 대변의

냄새가 심하다. 소변이 노랗고 자주 본다. 소변이 시원하지 않다.

진단 체액과 대사안정물질이 부족한 상태다. 심장의 흥분이 섞여 있다.

설명 입이 마르고 갈증이 있고 변비가 있고 소변이 노란 상태니 열증

이 있다. 열체질이다.

치료 체액을 보충하는 처방을 기본처방으로 삼는다. 수면을 촉진하는

산조인, 원육을 추가한다. 허열을 안정시키기 위해 지모, 황백을 추가

한다.

한방신경정신과 질환의 전체적인 이해

▎한방신경정신과 질환의 발생 과정

식욕, 성욕, 폭력욕 등의 욕망은 에너지를 지닌다. 이 에너지는 충족이라는 대사를 통해 해소되어야 한다. 만약 해소되지 않으면 음식이 체한 것과 같이 불안한 에너지가 인체에 머무르며 여러 가지 다양한 문제를 일으키게 된다.

욕망이 충족되는 방식은 여러 가지다. 우선 욕망 그대로가 이성에 받아들여져 그대로 충족되는 경우, 욕망 그대로가 이성에 받아들여지지 못하여 다른 대체물로 충족되는 경우가 있다. 대체 중에는 욕망과 연계되는 것도 있지만, 연계되지 않고 욕망을 뛰어넘는 것도 있다. 대표적인 것이 예술과 사회적인 공헌 등이다. 욕망으로 생성된 에너지를 욕망 안에서 사용하지 않고 욕망을 뛰어넘어 발전적인 일에 사용하는 것이다. 어떤 방식으로도 사용되지 못한 욕망의 에너지는 마음병을 일으키고, 마음병을 넘어서서 몸의 병도 만든다.

바나나를 먹는 것에 비유하여 설명해본다. 바나나를 먹고 싶을 때, 바나나를 먹는 것에 문제가 없으면 바로 바나나를 먹고, 바나나가 없고 귤이 있어서 귤을 먹으면 차선으로 충족하게 되고, 바나나가 없어서 허전함을 채우기 위해 바나나 그림을 그리면 욕망을 넘어서 예술적 소양을 키우게 된다. 이렇게 여러 가지 형태로 욕망이 충족되면, 음식물이 소화되고 대사된 후 배설되는 것과 같이 정상적인 생명활동이 된다.

하지만 욕망이 이성의 강한 저항에 부딪히면, 충족되지 못하게 된다. 충족되지 못하더라도 어쩔 수 없는 상황을 인정하고, 포기하면 문제가 없다. 하지만 포기하지 않으면, 억압과 좌절이 일어난다. 억압과 좌절이 갈등과 상처를 만든다. 갈등이 너무 강하면 회피를 시도하고, 상처를 받지 않기 위해 욕망에 대한 부정을 시도한다. 욕망 자체를 부정하거나 욕망을 꿈꾸는 자신을 부정하게 된다.

다시 한 번 바나나를 먹는 것에 비유하여 설명해본다. 하지만 이번에는 바나나가 몹시 나쁜 것이라고 가정하자. 바나나는 매우 맛있지만, 사회적으로 금기시되는 것이다. 바나나를 먹고 싶어 한다는 것 자체가 사회적으로 인간 취급을 못 받는 것이라고 가정하자. 그런데 본인은 너무 바나나가 먹고 싶다. 직접 성취하거나 대체해서 성취하거나, 발전적으로 변화시켜 성취하거나 완전히 포기한다면, 일단 나쁜 바나나로 인한 병은 일어나지 않는다. 다만 이차적인 문제는 발생할 수 있다. 하지만 포기도 못 하고 성취도 못 한다면, 지속해서 갈등상황에 빠질 것이다. 갈등이 심해지면 회피와 부정이 발생한다. 갑자기 머리가 아프다고 하면서 관심 대상을 바꾸고 그곳에 집중하면서 회피한다. 내가 그렇게 나쁜 욕망을 꿈꿀 리 없다고 변명하거나 그런 나쁜 욕망을 꿈꾸는 사람은 내가 아니라면서 자신을 부정하게 된다.

억압으로 인해 갈등이 발생하면 신경증이 되고, 갈등이 심해져 회피하게 되면 심신증이 되고, 그러한 욕망을 꿈꾸는 자신을 부정할 정도가 되면 조현병이 된다. 부정이 약하면 인격장애, 부정이 강하면 다중인격이 된다.

▌한방신경정신과 질환의 구분

한의학에서 마음병(한방신경정신과 질환)은 크게 두 가지로 나뉜다. 인격장애가 없는 경우와 있는 경우다. 인격장애가 없는 경우는 상대적으로 가벼운 마음병인 신경질환이다. 있는 경우는 상대적으로 심각한 마음병인 정신질환이다. 정신질환은 조현병(정신분열증)이다.

인격은 정상적인 정신활동이 이루어지고 사회적으로 원활하게 관계를 맺을 수 있는 소양이다. 인격장애는 정상적인 정신활동이 이루어지지 못하고 사회적 관계에 장애가 발생한 것을 의미한다. 쉽게 말해 정상적인 인격이 무너진 것이다. 정상적으로 생각하지 못하고 정상적으로 살지 못한다.

신경질환은 마음에 문제는 있지만, 정상적으로 생각하고 정상적으로 생활한다. 불편하지만 정상적인 사람으로서 살아갈 수 있다. 하지만 조현병은 정상적인 사람으로서 살아가지 못한다.

신경질환은 이성이 자신의 감정상태를 일단 인정한다는 특성이 있다. 감정의 상태가 몹시 나쁜 것은 아니다. 감정과 이성의 분리가 일어나지 않는다. 정신질환은 이성이 자신의 감정상태를 인정하지 않는다는 특성이 있다. 감정의 상태가 몹시 나쁘다. 이성이 감정을 거부하여 감정과 이성의 분리가 일어난다. 자기 정체성의 문제가 발생한다. 이성의 혼란과 분열이 동반된다.

　신경질환은 다시 신경증과 심신증으로 나뉜다. 정신질환은 다시 분열 전 조현병(환각, 망상, 사회부적응 등)과 분열 후 조현병으로 나뉜다.

1. 신경증

　신경증은 이성이 자신의 감정을 인정한다. 이성에는 문제가 없다. 자신의 감정에 대하여 이성이 인정하지만 부끄러워하는 상태다. 이성이 주체성을 잃지 않은 상태에서 감정만 동요하는 것이다. 감정의 동요가 주로 정서적인 문제를 일으키고 부수적으로 전체적인 몸의 불쾌감 긴장감을 만들어낸다. 증상이 더 이상 심해지지 않고 마무리된다. 만성 스트레스, 울증, 화병, 우울증, 자율신경실조증 등이 여기에 해당한다.

2. 심신증

　심신증은 이성이 자신의 감정을 인정한다. 이성에는 문제가 없다. 자신의 감정에 대하여 이성이 인정하지만 회피하는 상태다. 이성이 주체성을 잃지 않은 상태에서 감정만 동요하는 것이다. 감정의 동요가 너무 심해 감당하지 못하는 상태다. 따라서 현실적인 타협을 한다. 동요를 회피할 수 있는 이성의 도피처를 찾는다. 관심을 돌리기 위해 몸의 한 부분에 관심거리를 만들고 집중한다. 감정의 동요를 인식하지 않으므로 겉으로는 안정된 것처럼 보인다. 감정이 진짜로 안정되는 것이 아니고 느끼지만 않는 것이다. 예를 들어 머리가 아프면, 이성의 관심이 머리에 집중되므로 감정의 동요는 관심 밖으로 밀려난다. 잠정적이지만, 감정이 안정을 얻은 것처럼 느껴진다. 감정의 가짜 안정을 만들어 내는 것이다.

다른 측면으로 심신증을 이해해본다. 마음에 문제가 발생하면 불안정해진다. 마음이 불안정하면 모세혈관이 수축한다. 처음엔 전체적으로 수축한다. 따라서 전신적으로 불편함이 나타난다. 이러한 상태가 계속된다면, 본래 약하게 타고났거나 선행질환이 있던 곳에 조직손상이 발생할 수 있다. 조직 손상이 발생하면 그곳에 질병현상이 집중된다. 이것이 심신증이다. 만약 그러한 조직손상이 뇌에서 일어나면 정신병이 되는 것이다.

신경성 두통, 신경성 위염, 신경성 장염 등이 여기에 해당한다.

분열 전 조현병(인격장애)

분열 전 조현병은 인격이 무너진다. 이성이 자신의 감정을 부정하기 시작한다. 그런 나쁜 감정을 가질 리가 없다고 생각하기 시작한다. 자신이 그럴 리가 없다고 생각하기 시작한다. 거부하는 자신의 감정 대신에 갖고 싶은 가상의 감정을 도입한다. 가상의 감정이 도입되는 만큼, 자기감정의 정체성이 무너지고, 그 영향으로 이성의 정체성도 무너지기 시작한다.

예를 들어 누군가를 죽이고 싶은 강한 감정에 빠졌다고 가정하자. 도덕성이 강한 사람이라면 '내가 그런 감정을 가질 리가 없어!'라고 생각하며 자신의 감정을 부정할 것이다. 부정된 만큼, '나는 이렇게 좋은 감정을 지니고 있어!'라고 생각하며, 원하는 가상의 감정을 도입하고, 그것이 자신의 감정이라는 착각을 만들어 낸다. 그 과정에서 감정의 정체성도 무너지고 이성의 정체성도 무너진다. 환각, 망상, 사회부적응, 인격장애, 등이 여기에 해당한다.

분열 후 조현병(다중인격)

분열 후 조현병은 두 가지 이상의 인격이 나타난다. 이성이 자신의 감정을 강하게 거부한다. 도입된 감정이 거부된 자신의 감정보다 더 커진 상태다. 어느 감정이 자신의 감정인지 알기 어려워진다. 감정이 나뉘고, 나뉜 감정상태에 의해 이성도 함께 분열된다. 한 사람 안에 두 사람 이상이 사는 것이다.

예를 들어 죽이고 싶은 대상이 사랑하는 아버지라면 완전한 부정이 이루어질 것이다. 자신의 감정을 모두 부정할 것이다. 따라서 감정의 정체성이 무너지고, 다른 감정을 자신의 감정이라고 생각할 것이다. 이성의 정체성도 따라 무너지고, 다른 사람을 자신이라고

생각할 것이다. 결국 둘 이상의 인격이 형성된다. 다중인격이 여기
에 해당한다.

▍한방신경정신과 질환의 치료

다양하게 나타나는 한방신경정신과 질환을 치료하기 위해서는 제일
먼저 수면을 개선해야 한다. 수면이 정신적 갈등을 해소해 주고, 신경
세포들의 기능을 강화해주고, 전체적인 회복력을 높여주기 때문이다.

생명활동 부족으로 나타나는 한방신경정신과 질환은 보약치료를 하
고, 질병으로 인한 한방신경정신과 질환은 질병치료를 하고, 독소로
인한 한방신경정신과 질환은 해독치료를 한다.

한의학은 출발할 때부터, 신경증, 심신증뿐만 아니라 수없이 많은 조
현병(정신분열증) 환자분들을 치료해왔다. 치험예를 살펴보면 효과도 아
주 좋다. 특히 조현병의 한의학 치료는 아주 다양하게 전문적으로 이
루어졌다. 치료법과 처방도 아주 다양하고 전문적이다. 어혈, 담음, 고
열, 정신적 충격, 감염 등이 주요 원인이며, 대부분 해독을 이용하여
치료하였다.

하지만 현재의 의료시스템 하에서, 조현병(정신분열증) 환자분들을 한
의원 홀로 치료하는 것은 많은 어려움이 있다. 보호시설이 없고 응급
상황에 대처하기 어렵기 때문이다. 따라서 한의원에서는 신경증과 심
신증을 주로 치료하며, 그중에서도 화병, 자율신경실조증, 심하지 않은
우울증, 신경성 두통, 신경성 위장장애, 신경성 장염을 주로 치료한다.

생일체질별 마음의 특성을 배려

일단 오해의 소지를 없애기 위해, 생일체질별로 나눈 마음의 특성은 절대적인 구분이 아니라는 것을 강조한다. 어떠한 체질의 마음은 어떻다고 결정짓는 것이 아니다. 다만 그럴 가능성이 높다고 추정하는 것이다. 다시 말해서, 일단 그렇다고 추정해보고, 진짜 그런가를 확인해보는 것이다. 확인해보는 과정에서 자신의 마음을 잘 이해하게 되는 기회를 얻게 된다. 자신의 마음을 잘 알게 되면, 마음관리도 쉬워지고 마음의 문제를 잘 치료할 수 있게 된다.

한의학에서 마음은 마음 자체로서만 존재하지 못한다. 한의학은 항상 마음과 육체와 환경을 분리할 수 없는 유기체로 본다. 따라서 마음만을 따로 구분하여 보는 것이 아니라, 육체와 환경의 영향이 마음에 녹아든 상태로서의 마음을 진정한 마음으로 본다.

따라서 마음병도 마음 자체의 병, 육체의 병에 영향을 받은 마음의 병, 환경의 영향을 받은 마음의 병을 모두 포괄한다. 환경은 사회환경, 생활환경, 자연환경, 기후환경 등 모두를 포함한다.

마음의 체질적 특성을 구분하는 기준들을 살펴본다. 마음활동의 중심이 감정과 이성이므로 생일체질별 마음 특징을 설명하는 기준도 감정과 이성의 차이가 중심이다. 여기에 온도가 마음에 미치는 영향과 계절이 마음에 미치는 영향, 신체적인 특징이 마음에 미치는 영향을 추가하였다.

감정과 이성의 특성에 따라 달라지는 체질별 차이다. 무력체질과 열체질은 감정적이고 건조체질과 냉체질은 이성적이다. 감정적인 마음은 좋고 나쁨을 중시한다. 자기의 마음을 알아주기를 바란다. 앞뒤를 따지지 않는다. 끝까지 따지지 않는다. 마음만 알아주면 된다. 이성적인 마음은 옳고 틀림을 중시한다. 옳음을 증명하기를 원한다. 앞뒤를 모두 따져야 한다. 끝까지 따져야 한다. 자기가 옳았다는 사실이 증명되면 된다.

마음의 문제를 해결하는 방식에서도 차이가 난다. 무력체질과 열체질은 자신의 감정에 몰입하고 그것을 다 표현하면 마무리된다. 다 표현하고 문제를 매듭짓는 것이다. 하지만 건조체질과 냉체질은 생각으로 모든 것이 다 정리되어야 한다. 마지막 의문까지 다 정리되어야 문제를 매듭짓는 것이다.

감정적인 체질과 이성적인 체질이 다툰다고 가정해보자. 다툼의 방식이 서로 다르다. 감정적인 체질은 자신의 감정만 알아주면 끝이다. 굳이 사건 정황을 따지지 않는다. 정황에 대한 것은 대충 넘어가고 싶어한다. 잘잘못을 따지는 것을 피곤하게 느끼고, 그만하자고 한다. 기분만 풀리면 그만이다. 하지만 이성적인 체질은 잘잘못을 따지는 것이 우선이다. 따질 건 모두 따져봐야 한다. 그 상황이 모두 정리되고 마무리되어야 한다. 정리가 끝나면 그만이다. 자신의 맘을 알아주는 것은 다음의 문제다. 자신이 옳았다는 것을 확인하는 것이 중요하다.

온도의 영향에 따라 달라지는 체질별 차이다. 따뜻할 때는 감정적으로 흐르고 추울 때에는 이성적으로 흐른다. 서양의 문화발달을 살펴보면 추운 북유럽은 철학과 문학과 종교음악이 발달하였고, 이성적인 발달을 도모하는 문화가 발달하였다. 따뜻한 남유럽은 미술과 공연과 노래와 율동과 파티와 투우가 발달하였고, 감정을 표현하는 열정의 문화가 발달하였다. 따뜻한 지역은 정서가 발달하고 추운 지역은 지성이 발달한다. 같은 지역에서도 온도의 변화에 따라 사람의 마음 상태가 변화한다. 따라서 무력체질과 열체질은 감정적이고 정서가 발달한다. 건조체질과 냉체질은 이성적이며 지성이 발달한다.

계절의 영향에 따라 달라지는 체질별 차이다. 봄과 여름은 세균이 모여 생명이 자라나는 계절이다. 세균이 함께 어울리며 협동하는 것이다. 사람들도 야외에서 같이 어울린다. 감성 공감이 발달한다. 어울리니 흥이 나서 유행가, 노래, 춤, 조경, 회화 장식 등이 발달한다. 가을과 겨울은 세균이 흩어져 사라지는 계절이다. 세균이 어울려 협동하지 못한다. 각자 살길 찾기 바쁘다. 사람들도 실내로 들어가고 따로따로 산다. 따로따로 있으니 사색이 발달하고 문학, 철학, 종교, 종교음악 등이 발달한다. 또한 봄이 되면 발랄해지고 여름이 되면 급해지고, 가을이 되면 외로워지고, 겨울이 되면 두려워진다. 따라서 무력체질은 발랄하고 감정적이고 애교가 있다. 열체질은 급하고 열정적이고 폭발적이다. 건조체질은 외롭고 쓸쓸하고 고독하고 철학적이다. 냉체질은 두려움이 많고 종교적이고 이성적이다.

몸의 상태에 따라 달라지는 체질별 차이다. 무기력해지면 소심해지고 민감해진다. 열이 많아지면 급해지고 폭발적이 된다. 건조해지면 날카로워진다. 열이 부족해지면 냉정해지고 정확해진다. 따라서 무력체질은 예민하고 민감하다. 열체질은 급하고 분노가 많다. 건조체질은 예리하고 정확하다. 냉체질은 냉정하고 지적이고 합리적이다.

이러한 기준들을 이용하여 생일체질에 따른 심리의 차이를 정리하였다. 사람들이 교제할 때, 심리의 차이가 영향을 미치는데, 같은 체질이 교제하면 서로 잘 통하지만 호감은 줄어들고, 반대되는 체질이 교제하면 호감은 늘어나지만 잘 통하지 못한다.

생일체질별로 각각의 체질별 특성을 살펴본다. 처음의 무력체질(냉성)의 설명이 다른 체질들을 이해하는 기준이 된다. 다른 체질들은 무력체질(냉성)의 설명을 기준으로 유추하면 된다. 무력체질(냉성)의 설명

이후로는 간략하게 설명한다.

▍무력체질(냉성)

'이지적 정감형'이라 할 수 있다.

초봄에 태어난 사람들이 많고, 초봄의 무기력한 특성이 반영된다. 무력체질의 심리를 중심(70%)으로 냉체질의 심리가 조금(30%) 섞여 나타난다. 따라서 무력체질의 심리가 대부분이고 약간의 냉체질적인 심리가 섞였다.

몸이 따뜻하다는 측면에서 살펴보면, 정이 많고 애교 있고 얼굴이 밝고, 감성이 풍부하고 예술적 감수성이 풍부하다.

봄이라는 측면에서 살펴보면, 시각적 감성이 풍부하고, 즐겁고 활동적이 되고 싶고, 괜히 신이 난다.

무기력한 측면에서 살펴보면, 감성이 풍부하고 생각도 많고 하고 싶은 것을 많은데, 무기력하므로 짜증과 스트레스가 많다. 감성이 풍부하므로 쉽게 상처받을 수 있다. 정신적 스트레스뿐만 아니라 육체적인 피로로 인한 스트레스가 많다. 작은 일도 민감하게 받아들이므로 남몰래 혼자 받는 스트레스가 많다.

무력체질(냉성)의 심리를 간단하게 '적당히 넘어가지만, 꼭 따질 건 따지는 심리'로 정리할 수 있다. 냉체질의 심리가 조금 섞였으므로 이성적인 측면이 조금 있다.

무력체질(냉성)의 장단점
장점은 창의력 감수성 공감성이 좋다.
단점은 분석적 이성적인 부분이 부족할 수 있다.

무력체질(냉성)의 유의점
부족한 이성적인 면을 개발하고, 다른 사람들의 이성적인 경향을 이해하고 받아들일줄 알아야 한다. 무기력하므로 체력을 보충하는 것이 심리적인 안정을 도모하는 하나의 방법이 된다.

무력체질(냉성)의 심리의 예
다른 체질과의 다툼을 예로 들어 설명해본다.

다툼에서 나타나는 체질별 특징을 살펴본다. 무력체질과 열체질은 꼼꼼하게 잘 따지지 못한다. 또한 정에 약하다. 상황을 분석하지도 못한다. 건조체질과 냉체질은 잘 따진다. 옳은 말에 약하다. 상황분석을 잘한다.

무력체질과 무력체질이 다투면, 자꾸 감정만 표현한다. 앞뒤를 따지거나 분석하지 않고, 어떤 마음인지를 알아달라는 말만 한다. 일의 잘잘못보다 자신의 마음이 다친 것을 이야기하는 것이다. 그러다가 어느 정도 하면 지치고 그냥 넘어간다.

무력체질과 열체질이 다투면, 무력체질은 주저하거나 눈치를 보면서 자신의 감정을 표현하고 알아주기를 바라지만, 열체질은 순간적으로 자신의 감정에 충실해진다. 감정에 몰입하는 것이다. 잘 잘못이 중요한 것이 아니고 자신의 감정이 중요한 것이다. 주저하거나 남의 눈치를 보지 않고 자신의 감정을 순수하게 표현하고 뒤를 생각하지 않는다. 하지만 그 순간이 지나면 뒤끝이 없다.

무력체질과 건조체질이 다투면, 감정에 호소하는 무력체질과 이성적이고 분석적이고 합리적인 성향의 건조체질은 다툼이 더욱 깊어질 수 있다. 무력체질의 입장에서는 감정을 알아주면 그만인데, 감정은 몰라주고 잘 잘못 만을 따지려고 드는 건조체질을 이해할 수 없기 때문이다. 건조체질의 입장에서는 자신의 감정보다 원칙에 맞는 것인지가 더욱 중요할 수가 있으므로, 잘못을 해 놓고는 자신의 아픔을 이해해주기 바라는 무력체질이 답답해진다.

무력체질과 냉체질이 다투면, 더욱 이성적이고 분석적이며 합리적인 냉체질과의 소통은 더욱 어렵게 된다. 냉체질은 사건의 정황에 앞뒤가 맞아야 하고 잘 잘못이 분명하게 밝혀져야 한다. 감정적으로 어정쩡하게 넘어가면 안 되는 것이다. 밤새거나 시간이 오래 걸리더라도 분명하게 정리가 되어야 한다. 무력체질의 측면에서 보면 냉체질은 냉혈한으로 보일 수 있으며 냉체질의 측면에서 보면 무력체질은 앞뒤도 없고 생각이 없는 것처럼 보일 수 있다.

▌무력체질(표준)

'정감형'이라 할 수 있다.

봄에 태어난 사람들이 많고, 몸이 따뜻하고, 봄의 활기차고 즐겁고 다채롭고 생동감 넘치는 특성이 담긴다.

따뜻한 사람은 내부의 기운이 표면으로 잘 드러나므로 속마음이 잘 드러나게 된다. 봄은 태양에너지가 적당히 많다. 태양에너지가 적당히 많으면 감성이 좋고 감정적이다. 따라서 감정적이고 순간적이고 다정다감하다. 섬세하고 예민하고 여성스럽고 애교가 많다. 예민하고 무기력하므로 스트레스를 잘 받는다. 말이 많고 말하기를 좋아한다. 속마음이 잘 드러나고 순간적이고 다정다감하다.

▌무력체질(열성)

'정열적 정감형'이라 할 수 있다.

늦봄에 태어난 사람들이 많고 늦봄의 특성이 담긴다. 무력체질의 심리를 중심(70%)으로 열체질의 심리가 조금(30%) 섞여 나타난다.

열체질(무력)

'다정한 표현형'이라 할 수 있다.

초여름에 태어난 사람들이 많고 초여름의 특성이 담긴다. 열체질의 심리를 중심(70%)으로 무력체질의 심리가 조금(30%) 섞여 나타난다.

열체질(표준)

'표현형'이라 할 수 있다.

여름에 태어난 사람들이 많고, 몸에 열이 많고, 여름의 무덥고 폭발적이고 급한 특성이 담긴다.

열이 많은 체질이라, 내부의 기운이 표면으로 매우 잘 드러나므로, 속마음이 아주 잘 드러난다. 감정 표현이 급하고 순간적이고 폭발적이다. 여름은 뜨거운 계절이다. 태양에너지가 아주 많다. 태양에너지가 아주 많으면 감성이 풍부함을 넘어서 격정적으로 변한다. 격정적으로 변하면 감정의 기복이 심해질 수 있다. 한편으론 폭발적인 감성에 휩싸이고, 한편으론 그것을 막기 위해서 지나치게 침체된다. 침체기에는 의욕상실에 빠져들 수 있다. 위로 솟구치는 기운의 흐름이 빠르므로 흥분, 분노, 화가 많다. 생각이 빠르게 변화하고 급하고 폭발적이다. 수용하는 마음이 부족하다. 이기기를 좋아한다. 속에 담아두지 못한다. 과거를 잘 잊는다.

▌열체질(습성)

'사색적 표현형'이라 할 수 있다.

늦여름에 태어난 사람들이 많고, 늦여름의 특성이 담긴다. 열체질의 심리를 중심(70%)으로 건조체질의 심리가 조금(30%) 섞여 나타난다. 불쾌하고 짜증 나는 마음이 추가된다.

▌건조체질(염증)

'정열적 사색형'이라 할 수 있다.

초가을에 태어난 사람들이 많고, 초가을의 특성이 담긴다. 건조체질의 심리를 중심(70%)으로 열체질의 심리가 조금(30%) 섞여 나타난다. 불쾌하고 짜증 나는 마음이 추가된다.

▌건조체질(표준)

'사색형'이라 할 수 있다.

가을에 태어난 사람들이 많고, 몸이 약간 서늘하고, 외롭고 허전한 가을의 특성이 담긴다.

몸이 서늘한 사람은 내부의 기운이 표면으로 드러나지 않으므로 속마음이 드러나지 않게 된다. 이성적이고 합리적이고 잘 참는다.

가을은 서늘한 계절이다. 태양에너지가 적당히 적다. 태양에너지가 적당히 적으면 적당히 지적이다. 적당히 지적이면 적당히 이성적이다. 또 적당히 이성적이므로 감성이 조금 섞여 있다. 무언가가 상실하는 느낌, 수그러드는 느낌, 우울, 외로움, 말이 적고 듣기를 좋아한다.

건조체질(냉성)

'이지적 사색형'이라 할 수 있다.

늦가을에 태어난 사람들이 많고, 늦가을의 특성이 담긴다. 건조체질의 심리를 중심(70%)으로 냉체질의 심리가 조금(30%) 섞여 나타난다.

냉체질(건조)

'사색적 이성형'이라 할 수 있다.

초겨울에 태어난 사람들이 많고, 초겨울의 특성이 담긴다. 냉체질의 심리를 중심(70%)으로 건조체질의 심리가 조금(30%) 섞여 나타난다.

냉체질(표준)

'이성형'이라 할 수 있다.

겨울에 태어난 사람들이 많고, 몸이 냉하고, 춥고 황량하고 고독한 겨울의 특성이 담긴다.

몸이 차가운 사람은 내부의 기운이 표면으로 드러나지 않으므로 속마음이 드러나지 않게 된다. 감정조절을 잘한다. 지적이고 이성적이고 합리적이고 잘 참는다. 앞뒤가 착착 맞는다.

겨울은 추운 계절이다. 태양에너지가 많이 적다. 태양에너지가 많이 적으면 활동범위가 좁아지고 어두워진다. 모르는 것이 늘어난다. 두려움 걱정이 많다. 따라서 예측력을 발달시킨다. 지성이 발달한다. 아주 지적이면서 이성적이다. 아주 이성적이므로 감성이 거의 없다. 이성적이어서 혼자 하는 탐구가 많다. 깊이 있는 생각을 한다. 또 뒷정리를 잘한다. 미래를 두려워한다. 정리를 잘하는 성격이므로, 정리되지 않은 미래의 불명확성에 두려움이 크다. 알 수 없는 것에 대해 두려움이 많다.

▎냉체질(무력)

'다정한 이성형'이라 할 수 있다.

늦겨울에 태어난 사람들이 많고, 늦겨울의 특성이 담긴다. 냉체질의 심리를 중심(70%)으로 무력체질의 심리가 조금(30%) 섞여 나타난다.

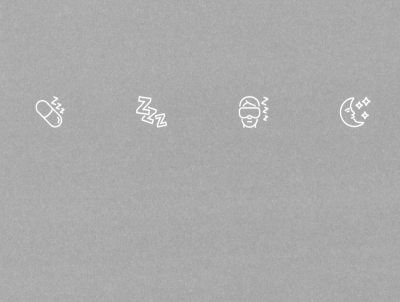

불면증 잡은 이야기

Chapter 6

필자가 최초로 생일체질을 만든 후부터 생일체질의 이론에 맞추어 불면증 환자분들을 치료해왔다. 생일체질을 이용하여 불면증을 어떻게 치료하는지를 보여드리기 위하여 약간의 치험예를 소개한다.

홍보논란을 피하고자 한약을 복용하고 얼마나 좋아졌는지를 설명하는 부분은 생략한다. 불면증을 치료하는 과정을 설명하기 위한 부분으로 이해하기 바란다.

1. 악몽을 동반한 불면증

보약과 해독약을 함께 이용하여 악몽을 치료한 사례다. 흉한 귀신이 자꾸 꿈에 나타나는 악몽이다. 악몽은 수면장애뿐만 아니라, 여러 가지 다른 문제를 일으킨다. 특히 심리적 불안감을 일으키고, 미래에 대한 부정적 예측을 만들어 삶의 질을 떨어뜨린다.

생일체질 무력체질(냉성), 60세 여자분, 피부가 검고 마른 체형.

주요증상 악몽, 꿈에 돌아가신 분들이 나타난다.

기타증상 맥이 약하게 뛴다. 체중이 갑자기 늘었다. 소화불량, 대변과 소변이 시원하지 않다.

진단 에너지 부족으로 인한 스트레스와 독소의 과잉 축적.

설명 에너지가 부족하면 뇌신경세포의 기능에 장애가 발생할 수 있다. 또 독소가 뇌신경세포에 자극을 주면 신경전달활동에 장애가 발생할 수 있다. 따라서 에너지를 보충하고 독소의 배설기능을 강화한다. 에너지가 보충되고 독소가 배출되면, 뇌신경세포의 기능이 회복되어 악몽이 사라지게 된다.

치료 에너지를 보충해주는 처방을 기본처방으로 삼고, 수면에 도움을 주는 단방약을 추가한다. 처방약+생일해독환을 30일분 처방하였다.

2. 잠이 안 오는 불면증

체액과 대사안정물질의 부족으로 인한 흥분으로 발생한 불면증을 체액과 대사안정물질을 보충하는 보약으로 치료한 사례다.

생일체질 열체질(표준)

주요증상 불면증, 잠이 안 온다.

기타증상 오른쪽 팔이 아픔. 속열이 있으면서 발등이 시리다.

몸의상태 비만형. 맥이 약하다. 머리에 땀이 많다.

생명징후 수면장애, 배설(땀)장애.

원인 심리적 스트레스.

진단 체액과 대사안정물질의 부족에 허열이 겹침.

설명 맥이 약하고 속열이 있고 열체질이므로 체액이 부족하다. 팔이 아프고 발등이 시리므로 혈액순환장애도 겹쳤다. 속열이 있고 머리에 땀이 많으므로 허열이 있다. 정상적인 체액이 부족하여 정신이 흥분하고 몸에 열이 발생한다. 과열을 막기 위해 한 번씩 땀이 많이 난다. 체액을 보충해주면 열이 떨어지고 흥분이 가라앉는다. 또 머리에서 나던 땀도 없어진다.

치료 체액과 대사안정물질을 보충해주는 처방을 기본처방으로 삼는다. 열을 내려주는 지모 황백을 추가한다.

3. 손이 저려 잠을 못 자는 불면증

생명활동물질이 부족하고 혈액순환장애의 문제로 불면증이 발생한 것을, 생명활동물질을 보충해주는 보약으로 치료한 사례다.

생일체질 건조체질(냉성)

주요증상 불면증, 손 저림

기타증상 손발 차고 추위 많이 탄다. 손이 저리다.

몸의상태 맥이 느리고 약하다. 생선가게에서 생선 다듬는 일을 한다 (일할 때는 안 아프고 잘 때 아픔).

생명징후 잠을 5시간 잔다. 깊이 자지 못한다. 변비가 약간 있다. 1~2일에 1회 본다.

원인 과로상, 생선 가게 일을 하면서 손을 비롯하여 육체적 활동을 많이 한다.

진단 건조체질이므로 생명활동물질이 부족해지기 쉬운 특성이 있다. 많은 육체적 활동으로 생명활동물질의 소비가 과하다.

설명 맥이 느리고 약하니 허약해진 상태다. 변비가 있고 불면증이 있으니 생명활동물질이 부족한 상태다. 손발이 차고 추위를 많이 타니 체온이 부족한 상태가 섞여 있다. 저림은 근육이 피로해서 나타나는 현상으로 이해할 수 있다.

치료 생명활동물질을 보충해주는 처방을 기본처방으로 삼는다. 여기에 혈액순환을 촉진하는 이진탕을 합하고 향부자를 추가한다. 체온이 부족한 상태가 섞여 있으니, 체온을 보충해주는 계지를 소량 추가한다. 근육의 피로를 완화하기 위해 모과를 추가한다.

4. 피곤하고 소화가 안 되면서 잘 때 땀나는 불면증

생일체질 무력체질(열성)

주요증상 잘 때 땀나고 피곤하다

기타증상 숨이 차고 숨이 짧다. 잘 놀라고 심장이 두근거린다.

몸의 상태 피부가 하얗고 뚱뚱한 체형이다. 맥이 가늘고 약하면서 몽글몽글하다. 맥이 몽글몽글한 것은 노폐물 독소가 쌓인 것을 의미한다. 혀의 색이 어둡다. 혀의 색이 어두운 것은 혈액에 독소가 많이 쌓인 것을 의미한다. 건조한 백태가 덮여 있다. 눈 밑이 검다. 눈 밑이 검은 것은 수분 대사가 잘 이루어지지 않는 것을 의미한다. 양방에서 지방간과 갑상선기능저하증 진단을 받았다. 혈압과 당 수치가 정상범위이긴 하나 높은 편이다. 소화가 안 되고 자주 메슥거린다. 밤에 잠을 설치고 아침에 일어나기 힘들다. 배와 손발이 차다. 추위 더위를 많이 탄다.

생명징후 호흡, 소화에 문제가 있다. 수면에 문제가 있다. 소화의 문제가 중심이다.

원인 음식상, 식사가 불규칙하고 폭식과 과식을 한다.

변증 에너지가 부족한 상태이다. 소화력이 부족하다. 노폐물 독소가 많이 쌓여 있다.

설명 피곤하고 기운이 없고 맥이 약하고 숨이 짧으므로 에너지가 부족한 상태다. 맥이 몽글몽글하고 혀의 색이 어둡고, 눈 밑이 검고 뚱뚱한 체형이므로 노폐물 독소가 많다.

치료 부족한 것을 보충해주는 보법과 독소를 배출시켜주는 소법을 함께 이용하여 치료한다. 에너지를 보충해주는 처방을 기본처방으로 삼고, 소화력을 높여주면서 독소를 배출시켜주는 처방을 합하여 치료한다.

5. 피로와 요통을 동반한 불면증

생일체질 열체질(표준)

주요증상 불면, 피로, 요통(허리가 힘이 없고 뻣뻣하기도 함)

기타증상 배가 가끔 아프다. 비염이 있다.

몸의 상태 맥이 가늘고 약하다. 배꼽주위와 배꼽 위쪽으로 누르면 통증이 많이 나타나고 복부동맥의 박동이 세게 느껴진다. 자주 메슥거림을 느낀다. 땀이 많이 난다. 배와 손발이 차고 추위와 더위를 많이 탄다.

생명징후 수면장애, 중간에 깨고 꿈이 많다, 6시간 정도 잔다. 배설장애(땀)가 있다. 호흡장애(비염)가 있다.

원인 과로상, 식당일로 육체적 정신적 피로가 심하다.

변증 체액과 대사안정물질이 부족한 상태다. 혈액순환장애가 있다. 심장의 열이 손발까지 퍼지지 못하고 있다.

설명 맥이 약하고 땀이 많고 기운이 없으므로 허약한 상태다. 심장이 허열로 흥분되어 수면장애를 일으키고 있다. 요통은 내장형 요통이다. 허리 근육보다는 위장 쪽의 순환이 안 되어 복부 근육이 약해져서 나타나는 현상이다. 기운이 없고 피곤하므로 에너지가 부족한 상태가 섞였다.

치료 체액과 대사안정물질이 부족하여 심장이 흥분하고 있으므로, 체액과 대사안정물질을 보충해주는 처방을 기본처방으로 삼는다. 에너지가 부족한 상태가 섞였으므로 에너지를 보충해주는 처방을 합친다. 체액이 보충되면 심장의 흥분이 가라앉아, 복부와 손발로 혈액순환이 촉진된다. 심장의 흥분이 가라앉으면 수면장애가 개선된다. 복부순환이 촉진되면 허리 순환도 함께 촉진된다. 그리고 복부근육이 편안해진다. 복부근육이 편안해져 근육의 힘이 회복되면 허리근육의 부담이 줄어든다. 또 에너지가 보충되면 복부의 근육이 다시 힘을 쓸 수 있게 된다. 허리근육도 에너지가 보충되어 다시 편안해질 수 있다. 요통의 빠른 치료를 위해 침치료를 함께 하면 좋다.

6. 얼굴에 부기를 동반한 얕은 잠을 자는 불면증

생일체질 열체질(표준)

주요증상 불면증, 얕은 잠. 얼굴이 붓는다.

기타증상 잘 놀랜다. 누워있으면 심장이 쿵쿵 뛴다. 손발이 저리다. 속쓰림이 가끔 있다. 항시 두통이 있다. 귀에서 귀뚜라미 소리가 난다.

몸의 상태 맥이 가늘고 약하다. 혀가 푸르면서 빨갛다. 입이 마르면서 물을 많이 마신다. 소변을 자주 보면서 시원치 못하다. 양약을 8~9가지(혈액순환제, 간장약 등) 복용 중이다.

설명 열체질이 허약해지면 열증을 겸하기 쉽다. 혀가 빨갛고, 물을 많이 마시고, 소변을 자주 보므로 열증이 나타나고 있다. 그래서 심장이 열로 흥분하여 불면증이 발생한다. 열체질이 열이 심해지면 점막에 염증이 잘 발생한다. 얼굴이 붓는 것은 방광의 열증이다. 방광에 열증이 있으면 소변을 시원하게 보지 못한다. 소변에 장애가 있으면 얼굴 쪽이 붓는다. 얼굴은 열이 올라도 부을 수 있다.

진단 체액과 대사안정물질이 부족한 상태다. 열증이 심해졌다. 열증이 심장과 비뇨생식기에 문제를 일으켰다. 체액과 대사안정물질을 보충하여 체열을 내려주어야 한다.

치료 체액과 대사안정물질을 보충해주는 처방을 기본처방으로 삼는다. 심장의 흥분과 비뇨생식기의 열증을 줄이기 위해, 체열을 줄이면서 소변을 잘 보게 해주는 한약을 보충한다.

7. 속 쓰림을 동반한 불면증

생일체질 열체질(표준)

주요증상 불면증, 속 쓰림

기타증상 요통

몸의 상태 맥이 가늘고 약하다. 조금만 눌러도 맥이 갈라진다. 입이 마른다. 배꼽 주위와 위쪽 아래쪽의 복부동맥이 강하게 뛴다. 배를 누르면 아프다. 추위를 많이 탄다.

생명징후 불면증, 얕은 잠을 자고 꿈을 많이 꾼다.

원인 칠정상, 심리적 스트레스가 많다.

변증 체액과 대사안정활동이 부족한 상태다. 기초대사물질이 부족한 상태가 섞였다.

설명 맥이 약하고 가늘고 갈라지니 많이 허약한 상태다. 체액이 부족하여 심장에 열이 올라 흥분하니 불면증이 발생한다. 속 쓰림은 염증성 위염으로 나타나는 증상으로 이해할 수 있다. 통증은 심장의 흥분으로 인한 혈액순환장애와 기초대사물질의 부족으로 나타나는 증상으로 이해할 수 있다. 요통은 내장형 요통으로 이해할 수 있다.

치료 체액과 대사안정활동을 촉진해주는 처방을 기본처방으로 삼는다. 기초대사물질을 보충해주는 처방을 합친다. 염증성 증상을 동반하므로 지모, 황백을 추가한다. 요통의 빠른 치료를 위해 침치료를 함께 하면 좋다.

8. 피로와 변비를 동반한 중간에 깨는 불면증

생일체질 냉체질(건조)

주요증상 불면증, 중간에 두 번 정도 깬다. 피로가 많다.

몸의 상태 맥이 가라앉고 팽팽하다. 혀가 조금 건조하고 어둡다.

생명징후 소식. 소화는 보통. 소변이 불쾌하고 부기가 조금 있다. 3일에 1회 대변을 보신다. 손발이 차고 추위를 많이 탄다. 불면증.

원인 칠정상, 심리적 스트레스가 많다. 과로상, 식당일이 힘들다.

설명 맥이 팽팽하니, 독소가 쌓여 있다. 혀가 어두우니 혈액 속에 독소가 많이 쌓여 있는 어혈로 진단한다. 손발이 차고 추위를 많이 타니 체열이 부족하다. 불면증이 있고 신경이 예민하므로 심장이 약하다. 혈액 속에 쌓여 있는 독소를 배출시켜야 한다. 체온을 올려주어야 한다.

치료 몸이 약한 것보다 독소가 쌓여 있는 것이 더 중요하다. 혈액 속에 쌓여 있는 독소를 먼저 풀어주어야 한다. 혈액 속의 독소는 주로 대변으로 배출한다. 독소를 대변으로 배출시켜주는 처방을 기본처방으로 삼는다. 체온을 높여주는 처방을 합한다.

9. 어깨가 아프고 기운 없고 으슬으슬 춥고, 눈에 열나면서 피곤한 불면증

생일체질 냉체질(표준)

주요증상 잠을 못 자고 어깨가 아프다.

기타증상 기운 없고 으슬으슬 춥고 눈에 열이 나면서 피곤하다.

몸 상태 맥이 약하다. 혈압약을 복용한다. 얼굴에 식은땀이 난다. 손발이 차고 추위를 많이 탄다.

생명징후 꿈을 많이 꾸고 중간에 2회 깬다.

설명 맥이 약하고 기운이 없으니 허로증으로 본다. 냉체질이면서 허로증이니 체열이 부족한 상태다. 추위를 많이 타고 손발이 차므로 한(냉)증이다. 몸이 냉하면 통증이 잘 발생한다. 냉하면 혈액순환이 안 되고 분비선의 분비가 안 되어, 근육이 뻣뻣해지고 아프게 된다. 또 몸이 냉하여 아랫배가 차면 상대적으로 심장에 허열이 발생한다. 심장에 허열이 발생하면 수면이 방해받고 눈에 열감이 느껴질 수 있다. 복부의 체열을 보충해주어야 한다. 또 혈액순환을 촉진하고 분비기능을 활성화해서, 근육을 부드럽게 해주고 통증을 완화하기 위해 기초대사물질을 보충해주면 좋다.

치료 체열을 보충해주는 처방을 기본처방으로 삼는다. 기초대사물질을 보충해주는 처방을 합한다.

10. 식욕부진과 변비를 동반한 불면증

생일체질 건조체질(표준형)

주요증상 불면증. 변비. 식욕이 없다.

기타증상 가끔 밥 먹고 나서 바로 배 아픈 증상이 나타난다.

몸의 상태 맥이 가늘면서 팽팽하다. 입안이 건조하다. 오목 가슴 쪽을 누르면 아프다. 배꼽 주변과 위쪽 아래쪽을 누르면 복부동맥의 박동이 강하게 느껴진다. 더위를 많이 탄다.

생명징후 흡수, 수면, 배설에 문제

원인 칠정상, 심리적인 문제로 병이 왔다. 음식상, 불규칙하게 식사하고 폭식을 자주 한다.

설명 음식의 문제로 병이 발생하였으며, 맥이 팽팽하므로 독소가 쌓여있는 병으로 이해한다. 독소를 배출시키는 치료를 한다. 밥을 먹고 바로 배가 아픈 것은, 소화되지 못한 음식물이 오랫동안 위장 안에서 배출되지 못하는 현상이다. 입이 마르고 변비가 있으니 분비기능이 약해진 것으로 이해한다. 기초대사물질이 부족해진 것이다.

치료 대변으로 독소물질을 배출시켜주는 처방을 기본처방으로 삼는다. 기초대사물질을 보충해주는 처방을 합친다. 식욕을 높이기 위해 위장의 배출되지 못하는 음식을 소화시킨다. 소화력을 높이기 위해 산사, 신곡, 맥아를 추가한다. 심리적인 스트레스를 풀어주기 위해 향부자를 추가한다.

11. 감기 후유증으로 인한 불면증

생일체질 무력체질

주요증상 불면증

기타증상 가슴이 답답하고 입이 마르면서 잠을 못 잔다. 얼굴이 약간 붉고 입맛도 없고, 얼굴로 열이 가끔 올라온다.

설명 감기 후유증으로 심장을 중심으로 흉부 쪽에 열기가 남아 있다. 가슴에 열이 남아 있는 경우에는 화법의 치료법을 이용한다. 화법은 신경의 흥분을 가라앉히는 치료법이고, 뭉쳐 있는 열기를 퍼지게 하는 치료법이다. 가슴에 열이 뭉쳐 있어, 신경계가 흥분되어 불면증이 발생한 것이다. 불면증이 3주 전에 발생하여, 양방에서 수면제를 복용하여도 조금도 낫지 않았단다. 열기 때문에 발생한 불면증이므로 수면제가 도움이 안 될 수 있다. 오히려 열기를 빼주는 해열제가 도움을 줄 수 있을 것이다. 화법을 이용하여 열기를 제거하는 한약을 복용하면 불면증은 치료된다.

치료 감염 후유증으로 인한 허번증으로 진단하고 치시탕을 5일분 처방하였다.

공진단 박사의

보약으로
불면증
잡기

2017년 06월 05일 초판 1쇄 인쇄 | 2017년 06월 12일 1쇄 발행

지은이 · 이주연

펴낸이 · 김양수

디자인 · 이정은

교정교열 · 표가은

펴낸곳 · 맑은샘 | 출판등록 · 제2012-000035

주소 · (우 10387) 경기도 고양시 일산서구 중앙로 1456(주엽동) 서현프라자 604호

전화 · 031-906-5006 | 팩스 · 031-906-5079

이메일 · okbook1234@naver.com | 홈페이지 · www.booksam.co.kr

ISBN 979-11-5778-219-2 (04510)

ISBN 979-11-5778-217-8 (SET)

* 이 책의 국립중앙도서관 출판시도서목록은 서지정보유통지원시스템 홈페이지
(http://seoji.nl.go.kr)와 국가자료공동목록시스템(http://www.nl.go.kr/kolisnet)에
서 이용하실 수 있습니다.
(CIP제어번호 : CIP2017013588)